TURING 图灵新知

[日] 辨野义己 —— 著
甘菁菁 —— 译

Yoshimi Benno

大便通

便秘、肥胖、衰老与肠道菌

人民邮电出版社
北 京

图书在版编目（CIP）数据

大便通：便秘、肥胖、衰老与肠道菌 /（日）辨野义己著；甘菁菁译. -- 北京：人民邮电出版社，2017.5

（图灵新知）

ISBN 978-7-115-45332-7

Ⅰ.①大… Ⅱ.①辨… ②甘… Ⅲ.①肠道菌群失调－诊疗－普及读物 Ⅳ.①R574-49

中国版本图书馆CIP数据核字（2017）第073763号

DAIBENTSU
Copyright © YOSHIMI BENNO 2012
Chinese translation rights in simplified characters arranged with GENTOSHA INC. through Japan UNI Agency, Inc.

内 容 提 要

　　本书立足最新的肠道细菌研究，从大便研究出发，用风趣的语言讲解人体肠道环境、肠道细菌的作用机制，揭露了肠道细菌与便秘、肥胖、衰老之间的奇妙关联。作者结合自身研究经历，以日本理化学研究所的长年研究为依据，提出了科学的、具体可行的大便观察方法和肠道环境改善策略。本书对于深入了解人体内部机制，改善便秘、肥胖等健康问题，都具有深刻启示。

　◆ 著　　　　　[日]辨野义己
　　 译　　　　　甘菁菁
　　 审　　读　　乔镇幸
　　 责任编辑　　武晓宇
　　 装帧设计　　broussaille 私制
　　 责任印制　　彭志环

　◆ 人民邮电出版社出版发行　　北京市丰台区成寿寺路11号
　　 邮编　100164　　电子邮件　315@ptpress.com.cn
　　 网址　http://www.ptpress.com.cn
　　 北京隆昌伟业印刷有限公司印刷

　◆ 开本：880×1230　1/32
　　 印张：4.625
　　 字数：79千字　　　　　　　　2017年5月第1版
　　 印数：1 – 14 000册　　　　　　2017年5月北京第1次印刷
　　 著作权合同登记号　图字：01-2016-3964号

定价：39.00元
读者服务热线：(010)51095186转600　印装质量热线：(010)81055316
反盗版热线：(010)81055315
广告经营许可证：京东工商广字第8052号

推荐序　做自己的 "大便管理士"

在 2017 年 5·29 世界肠道健康日来临之际，有幸应邀为《大便通》中文版提序。说起大便，大部分成年人唯恐避之而不及。虽说大便是由人体自己"制造"的东西，传递给我们很多重要的健康相关信息，但由于它是"脏""臭"的代名词，我们选择了一再无视它的存在。在日本，就有这么一位名叫辨野义己的"大便博士"，现任日本理化学研究所（RIKEN）辨野特别研究室特别招聘研究员。误打误撞改行研究人体肠道细菌的他，师从当时日本肠道细菌研究第一人——光冈知足教授，发现大便其实也是一门学问。为了向更多人科普肠道健康知识，辨野义己先生通过电视、杂志等媒体以及演讲的形式进行广泛普及活动，同时根据自己的所学所感所悟写成了《大便通》一书。为表彰他在肠内细菌与疾病领域的深入研究，日本政府于 2009 年授予辨野先生文部科学大臣表彰、科学技术奖。

本书的主线为大便、肠道菌群与肠道健康，辨野先生用他丰富的学识以及诙谐幽默的表达将三者串联起来。潜心钻研肠道菌群近 40 年的他结合了很多发生在自己身上的趣闻轶事，让人忍俊不禁，无疑拉近了与读者间的距离。

经济的高速发展大幅提高了生活质量，由此却也带来了饮食健康方面的诸多问题。与日本隔海相望的中国，也出现了与之相似的情况。以饮食方面为例，20 世纪 80 年代，饮食摄入主要解决人们的"温饱"问题。到 2000 年前后，人们开始注重饮食品质，餐桌开始变得丰盛了。随着饮食的改变，中国人的高血压、高血脂、糖尿病的发病率也逐年升高。2015 年居民高血压患病率为 25.2%，糖尿病患病率为 9.7%。预计 2020 年，高血脂患病人数将超过 1 亿人。同时，消化道方面的疾病也呈现高发态势，上海地区大肠癌发病率 30 多年间增长了 4 倍。

进入 21 世纪之后，人们开始更多地追求健康的饮食，注重"健康、安全、营养"，并越发重视对健康的关注和疾病的预防，尤其是肠道健康方面。益生菌及其健康益处目前已普遍被中国消费者所广泛接受。肠道健康也是社会各界越来越关注的领域。

中国的益生菌和肠道菌群的研究是伴随着 2006 年中国食品科学技术学会益生菌分会成立后而共同成长起来的。我本人从事乳酸菌研究超过 20 余年，见证了中国的乳酸菌研究领域从最早围绕乳酸菌的发酵性能、产品风味、感官等方面，逐步拓展并细分为乳酸菌的资源发掘与整理、益生菌生理代谢与功能机制的解析和优化、益生菌与环境及宿主的相互作用、益生菌对宿主的健康效应、肠道微生物与人体健康等研究方向。越来越多的研究也报道了，肠道菌群可能与炎症性肠病等肠道疾病、肥胖等代谢性疾病、抑郁症等心理疾病的发生都有着密切联系。近10多年来，随着分子生物学技术的进步，通过乳酸菌等益生菌来调节肠道菌群组成，继而改变对肠道健康或特定疾病的影响等研究都取得了突飞猛进的发展。从2011年至2016年，中国学者仅在国内就发表了900多篇研究论文，主题包括：乳酸菌、益生菌、肠道菌群与感染、肠道菌群与肥胖、肠道菌群与癌症等。同时，随着益生菌分会科普工作的深入推进，越来越多的人了解了保持肠道菌群平衡的重要性，也逐步认可乳酸菌等益生菌对肠道健康的呵护作用。相信辨野先生的《大便通》一书，也能为中国读者带来不一样的视角和理念。

改变观念不可能在一朝一夕，让我们学会悦纳自己的大便，通过大便检测对自我进行健康管理，达到预防疾病的目的。做自己的"大便管理士"，将肠道健康掌握在自己手中。

愿《大便通》能让您"大便通"（大便通畅），也能让您成为"大便通"（大便专家）。

中国食品科学技术学会益生菌分会　理事长
江南大学　副校长
江南大学食品学院　教授
陈卫

目录

x

序章

我为何成为"大便通"
——研究大便的目的

"不便"的现代社会

虽有自夸之嫌，但这世上恐怕没有人像我这样每天盯着别人的大便看。大约从 40 年前，我的生活就与大便紧紧联系在了一起。

有人听了这话可能会皱眉："这算什么自夸?"

确实，整天盯着别人大便看的生活没什么好让人羡慕的。毕竟大便是"脏""臭"的代名词，喜欢观察大便的人自然也被当成怪人。小孩对"臭臭"好奇很正常，但鲜有成年人愿意盯着自己的大便看。如果是别人的大便就更别说观察了，估计连想都不愿意想。

对于现代人而言，大便并不算是身边的事物。

首先，现代人基本都用抽水马桶，大便排出后立马就被水冲走。其次，随着化学肥料在农村的普及，农民不再使用粪肥。城市里不再有真空粪便抽运车，所以也不会闻到清洁车工作时散发的臭味。随着温水洗净智能马桶的普及，上厕所后手不小心粘上粪便的情况也不再出现。此外，过去我们走在路上一不留神就会踩到狗的粪便，但是现在宠物主人都会把狗的粪便收拾干净带走。

所以现代人正远离大便。"便利"的社会在一定意义上可以说是"无便"的社会。因为随着社会洁净度的不断提高,我们的生活中似乎没有了大便。

我们生活得更舒适,当然我们乐于生活在这样的环境中。

但这并不意味我们可以忘记大便的存在。无论如何追求卫生、洁净的生活,大便都永远不可能从世界上消失。人类为了生存就必须进食,即使我们想无视大便的存在,人体内也会产生大便。

而且大便中还暗含很重要的信息,它好比来自我们身体的"书信",告知我们自身的健康状况。如果我们"不想看"它、"不想考虑"它、无视它就等同于无视自身的健康问题。大便中隐藏着远超我们想象的信息,而这些信息能够帮助我们过上健康幸福的生活。

收集世界各地 6000 人的大便

大便能告诉我们什么呢?

大家多少都知道每天的排便与我们的健康状况有关。"睡眠好、饮食好、排便好"是身体健康的标准。很多人在顺畅排便后会身心舒畅。相反，便秘或者腹泻时就会觉得不舒服。排便通畅与否不仅与消化系统有关，如果感冒或者精神压力导致身体机能失衡，排便也会紊乱。

但是这不意味着只要不便秘、不腹泻就是排便好。排泄出的大便很快被水冲走，几乎没人会观察自己的大便，但大便的"颜色"和"臭味"都记录了你的健康状况。

如果不观察大便，我们就无法"阅读"来自身体的"书信"。所以本书后面的章节，将会介绍大便的各种状态所暗含的不同信息。

不过请大家千万不要误会我是在厕所里一个劲儿地盯着别人的大便看。作为这方面的研究人员，我都是在研究所的实验室观察大便的。为此我收集了大约超过6000人的大便。

除了日本人的大便外，这6000人的大便来自世界各地。加拿大人的大便是我到多伦多出差时采集的，巴布亚新几内亚高地居民的大便则是拜托大阪市立大学的老师收集到的。我甚至还从芬兰空运过一位母亲和她孩子的大便，从立陶宛空运过一位老奶奶的大便。

我在中国收集了360人份的大便，回日本时，我还曾在广州机场遇到过一点小麻烦。我不小心走到了去往美国的航班登机口，而当时的广州正在实施史上最严格的行李安检。

那天是 2001 年 9 月 11 日。是的，就是美国发生恐怖袭击的日子。就在这天，我将收集到的一部分大便放在了准备拎上飞机的手提行李箱中。

"这是什么？"

"大便。"

"什么？打开检查下。"

我当然理解安检人员不可思议的心情，但是保存大便的容器可不能轻易打开。我拼命向安检人员解释我的研究，最后终于满身冷汗地逃离了去往美国的登机口。

过去由于保存技术的限制，大便研究结束后，我就不得不将千辛万苦收集到的大便冲到厕所里。不过，现在的技术已经进步了很多，1 ~ 2 克的大便样本可以使用零下 80 摄氏度的冷冻技术保存。而且现在我们还能使用快递的方式（加入了保冷剂）接收提供者的大便样本。

可能读者朋友越来越觉得我是个怪人了，但是大便对于我来说确实是重要的研究材料，是我的"饭碗"，即使说它是我的"宝贝"也毫不夸张。

大肠内生活着 1 ~ 1.5 千克的细菌

也许很多人有疑问："大便不过就是食物残渣而已，有那么重要吗?"

如果大便只是"没被消化、吸收的食物残渣"，那就不必大费周折地去收集了。因为食物更容易收集，我们直接研究食物就行了。

但大便绝不仅仅是"食物残渣"。食物残渣只是大便的一部分，很多人误解了这一点。

实际上大便的大部分是水，所以腹泻时排泄的 90% 以上都是水分。这一点应该都能理解吧。即使是健康的大便，水分也占到了其重量的 80%。大便越硬，水分越少，但是不论多硬的大便，其中一半以上都是水分。

那么，是不是水分之外就是食物残渣了呢? 答案是否定的。在大便去除水分后的部分中，食物残渣只占到三分之一。含有 80% 水分的健康大便中，食物残渣仅占 7% ~ 8%。由此可见，食物残渣在大便中所占的比重还不到 10%，因此请赶紧扔掉认为"大便即食物残渣"的观点吧。

大便去掉水分后剩下的 20% 固体成分中，剥落的肠黏膜和食物残渣所占比例大致相同。听到肠黏膜脱落有人会觉得很可怕，其实这只是正常的新陈代谢，无须担心。这种代谢和我们头发、指甲生长的道理相同。

大便固体成分的三分之一是食物残渣，三分之一是肠黏膜，那么剩下的三分之一是什么呢？这就是我的研究对象了——肠道细菌。

细菌是单细胞的微生物，很多细菌都是病原性细菌。所以不少人对细菌有负面印象，认为人体不能接触细菌。

但其实我们体内存在大量细菌。仅大肠内的细菌重量就重达 1～1.5 千克，它们的存在不容忽视。我们时刻都与大量细菌共同生活。而肠道细菌的一部分会和大便一起排出体外。

细菌是人类肉眼看不见的微生物，即便是少量细菌，其个体数都非常庞大。除去水分后的每克大便中约含 6000 亿～1 万亿个细菌。当然这些细菌并非同一种类，肠道内大约有 1000 种以上的细菌。

最重要的是，每个人肠道内的细菌种类不同。

肠道环境的差异会影响肠道菌群的构成，即使是同一个人，其饮食习惯和身体状况的变化也会影响细菌种类的构成。所以大便内的细菌种类纷繁多样，不存在完全相同的细菌构成种类。

从这点上说，大便算得上"个人信息"的集聚地。就像指纹一样，因为各不相同才有价值。研究一个人大便中的细菌，就能了解此人的肠道情况。

要读懂大便寄给我们的"书信"，我们就必须认真分析肠道细菌这种"文字"。

从家禽细菌研究到人体肠道细菌研究

我的专业就是研究肠道细菌。

要了解肠道细菌，将肠道细菌"带出"体外的大便就是最好的研究对象。所以我收集了几千人的大便，40年间一直在研究它。

当然虽说是研究的"宝贝"，但大便就是大便。我最初从事这项研究时，心理上也非常抗拒。我的指导老师，也是这个领域的一位老前辈曾苦笑着对我说："只有傻子才会欢天喜地地干这种脏、臭的工作。"

其实我最初的志向并非研究大便。我自幼喜欢动物，喜欢采集昆虫和制作标本，所以大学时我进了兽医系，立志守护动物健康。

大学时期，我对乳牛的乳房炎产生了很大的兴趣。这种炎症的产生和乳房中的微生物有很大关系。现在想想，也许正是那时开启了我的研究大门。

在20世纪70年代中期，学术界刚刚认识到微生物在生态系统中的重要作用。人类生活的地球如果脱离微生物就无从说起。在地球的生态环境中，微生物的影响举足轻重。

怀着对微生物的浓厚兴趣，进入研究生院后我继续学习兽医，主攻动物体内的常驻微生物。这次，研究对象由乳牛变成了公鸡。

我的课题是"影响公鸡呼吸器官内常驻菌的饲养环境"。呼吸器官内的细菌会随饲养环境的变化而变化，这也是公鸡呼吸器官感染的主要原因。因此研究环境和常驻菌间的关系，找出不易生病的饲养方法，就可以提高公鸡的饲养效益。

在开始这项研究时，我刚好在日本理化学研究所（RIKEN）研修。因为当时我研究生院的导师正在其他大学进行其他研究，无法指导我，所以我在理化研究所转而学习了细菌方面的知识。

在理化学研究所，我遇到了肠道细菌研究第一人——光冈知足老师（现东京大学名誉教授）。在我到理化学研究所一年后，光冈老师对我说："有项研究需要你去做。"所以我从研究生院退学，正式进入理化学研究所工作。

光冈老师给我的课题是"与人体大肠癌发病有关的肠道细菌探索研究"。但是我的志向是兽医，对人类疾病没有兴趣。从小立志去动物园当兽医的我，在接到这项课题时有点儿不情愿："我只对动物的疾病有兴趣。"

但是光冈老师告诉我："与大肠癌有关的肠道细菌，今后将备受关注，你一定要做这项课题。"我被老师的热情感染。从那时起就开始研究"人类的健康"，研究对象变成了肠道细菌，从此我的生活就离不开别人的大便了。

正如光冈老师所说，大肠癌与肠道细菌的关系是非常重要的研究领域。本书将在后文中详细说明两者的关系。

习惯后，大便也能有芬芳

我从未后悔当初改变我的研究方向，甚至认为这是命中注定的改变，因为我的名字就是"便之缘分"[1]。

我曾参加过一档电视节目，话题是"收集饱受便秘困扰的年

---

1 作者姓名辨野义己的日语读音与"便之缘分"相同。——译者注

轻女性的大便"。当时主持人田森[1]问我："您是因为研究大便所以将名字改成辨野义己吗?"

当然,田森说的是玩笑话,但直到现在还有人认真地问我:"您的名字是笔名吗?"刚开始进行研究时同事都叫我"阿辨",来研究室的其他人听到他们这么叫我会很生气地说:"就因为他研究大便所以就叫他'阿 bian',这也太过分了。"

所以在这我要声明一点:辨野义己是如假包换的真名。虽然并不是因为这个名字决定了我的人生方向,但我确实"名如其职"。不光外人,连我自己都觉得这很有趣。托这个稀有姓氏的福,别人能轻松记住我的名字和研究领域。

经常有人问我:"虽说这是研究,但是和大便一起生活不好受吧?"其实不论干什么,只要把它当成你的工作就终能习惯。

比如臭味。研究大便的话当然有臭味,但是有臭味的研究对象可不止大便。很多化学反应也会散发恶臭,所以闻臭味对于化学家来说也是家常便饭。不过化学家们虽然对化学反应过程中散发出的臭味不以为然,但是到了我的研究室后还是会说:"我受不了大便的臭味。"

---

1 日本著名广播电视节目主持人,本名为森田一义,后将姓氏森田颠倒过来的田森为其艺名。——译者注

有一次，我为了研究巴布亚新几内亚高地居民的肠道细菌，用人工方法培育了大便。

培育成功后，我将培育大便时使用的实验瓶的盖子掀开，正巧化学工学研究室的主任到实验室找我。主任一踏进实验室就闻到了强烈的臭味，说："我听不到声音了。"因为鼻子和耳朵相连，所以这股刺激性的味道可能引发耳鸣。

但是我却觉得大便的这股味道是"香味"。和化学研究人员相反，我受不了化学实验室里的臭味。此外，虽然都是细菌，但是培育唾液时的臭味我根本无法忍受。要是有人问我："你愿意闻大便还是唾液？"我绝对毫不犹豫地选择大便。

感同身受地倾听大便话题的女记者

习惯其实是件很可怕的事。不仅对于臭味，其他事情也是如此。

别看我现在可以在其他人面前对大便侃侃而谈，但在过去，如果对方是女性我就会不好意思。倒不是对听我说话的女性有不良企图，而是害怕被别人认为粗俗不堪。

直到一位说大阪方言的女记者采访我，这一切才发生了改变。我也是大阪人，所以我们沟通起来顺畅了不少。可能是幽默的大阪方言的帮助，我和这位女记者非常自然地聊起了大便。对方刚好也饱受便秘困扰，所以她非常认真地听我说着大便的话题，丝毫没有流露出不悦的神情。

自此之后，即使遇到了说标准语[1]的女记者采访我，我也可以轻松地聊起大便。不论是报纸、杂志还是电视媒体，记者们每天被截稿日期紧逼，工作压力大、生活不规律，很多女性都有便秘的苦恼。不论哪位记者在进行关于大便的采访时都会感同身受。很多记者在采访结束后不久会联系我："我按照您的饮食建议吃饭，大便果然通畅了！"

所以我在习惯和女性讨论大便话题的同时，女性也习惯了和我讨论这个话题。也许这些记者在接到采访大便专家的任务时会有些不情愿，但随着采访的不断推进，她们就会逐渐明白大便的重要性。只要认识到大便的重要性，就能自然地与其他人讨论大便。

正如本章开头所说，现代人的生活正远离大便，心理上也对大便漠不关心。几乎所有人都不愿闻大便的臭味，也不愿讨论大便。

---

1 日本全国通行的标准语言，相当于中国的普通话。——译者注

　　但是说到底大便是在我们身体内形成的，只要习惯了就不会厌恶，并且能将其当成身边普通东西。所以也请拿到此书的读者朋友们首先要习惯大便的话题。

　　在本书开头对我自诩为"大便通"而紧缩眉头的读者们想必已慢慢习惯大便的话题。虽说大便是排泄到体外的东西，但是认为它又臭又脏且毫无价值的看法大错特错——如果你已经有这样的认识，那么就可以继续阅读后面的内容了。

　　接下来我将带大家走进大便的世界，当然你无需和我一样成为"大便通"（大便专家）。如果读者朋友们能利用从这本书中获得的知识，让自己"大便通"（大便顺畅），那就是笔者最大的荣幸。

第 1 章

大便由什么构成
——有益菌和有害菌

80 年的寿命内排泄 8.8 吨大便

在日本，过去清纯派的偶像歌手会说自己从不大便。当然没人会真的相信这句话，但是这些偶像们为了保持形象确实不在粉丝和媒体面前去厕所。

但是不论多么想维护形象，人都会大便。不论国王或偶像，所有人都由相同的物质构成。将排泄这种理所当然的行为视为破坏形象反而不正常。就是因为有这种想法，很多中小学生在学校里拒绝上厕所而导致便秘，所以我们必须摒弃这种偏见。

每个日本人在 80 年的寿命内平均排泄的大便重量约为 8.8 吨。在这个数字面前，大家难道不觉得对排便遮遮掩掩的行为很愚蠢吗？

因为我们要生存就必须进食，所以每个人都要排便。所有动物都必须通过食用其他动物或植物来摄取营养。吃下的食物在消化器官内分解、吸收，成为维持生命的能量来源。如果人体能吸收吃进去的所有食物，那就不会产生大便了。但事实并非如此，无论如何都会产生食物残渣。

那么从口腔进入身体的食物，在身体内要经过怎样的过程才会成为大便呢？

连接口腔和肛门的消化道全长约 8 ~ 9 米。这么说好像会让人感觉食物在经过食道和胃之后就会被径直排出，但实际上从胃延伸出的肠道"蜿蜒绵亘"，所以食物从口腔到肛门是一次相当漫长的旅程。

在口腔内经过咀嚼后的食物与分解淀粉的消化液（也就是唾液）混合后经过食道到达胃。食物在胃部被胃液中的酶分解出蛋白质，被视为传染病罪魁祸首的细菌和病毒也在此处被杀死。

所以能通过胃这道"关卡"的都是不怕胃酸的细菌。而这些细菌在每毫升胃液中平均只有 100 ~ 1000 个。但是细菌会在短时间内通过细胞分裂的方式成倍繁殖，所以这些细菌在离开胃到达肠道的第一部分时数量就已经非常庞大。

进入胃部的食物大约要经过 4 个小时进入小肠。消化道中最长的就是小肠，大约有 6 ~ 7 米，按离胃部的远近依次分为十二指肠、空肠、回肠三个部分。小肠的作用是分泌消化酶，分解食物并将营养吸收进体内。

为了加快吸收速度，小肠内壁有大量的环形皱襞，其表面有很多绒毛状的突起。所以小肠的表面积很大，如果将小肠的皱襞和突起铺平，大约相当于一个网球场的面积。

　　小肠的功能不只消化和吸收。小肠会最先对外界侵入的异物产生反应，所以它还是提高免疫力的器官。如果小肠功能减弱，就会易感冒、易疲劳。一旦小肠生病了，不论何种动物都难以长久生存。

大肠内的"发酵"或"腐败"

　　接下来在小肠中没有被消化、吸收的食物残渣就会进入大肠。大肠的长度约为小肠的四分之一，只有 1.5 米。从大肠入口开始依次分为升结肠 (15 厘米)、横结肠 (40 厘米)、降结肠 (30 厘米)、乙状结肠 (40 厘米) 和直肠 (20 厘米)。大肠一端先向上再横向转弯，接着向下，通过 S 弯道后就变成向下的直线走向。大便在经过如同 F1 赛道一样的大肠后被排泄出来。大肠所有部分的主要功能都是产生并储存大便，所以与小肠相比其功能要单一得多。

　　从小肠传送到大肠的物质每天大约有 600 毫升。大肠吸收这些物质中的水分和矿物质，排泄出多余的镁、钙和铁等物质。

　　这些物质成为大便并被排泄出体内大约需要 12 ~ 48 小时。

这些物质在大肠入口是液体状态，但是在进入到升结肠的过程中水分被逐渐吸收成为半泥状，接着在横结肠内像面包坯子一样进行各种"处理"后成为泥状。而在进入降结肠后水分被进一步吸收，成为半固体状态。在乙状结肠中成为固体，最后经由直肠通过肛门排泄出体外。

因为这一系列过程并不复杂，所以过去人们认为大肠并不重要（与小肠相比）。如果把动物体内关系着消化、吸收、免疫的小肠拿掉，动物就无法生存。但是拿掉大肠后动物仍能存活，因为把食物残渣排出体外的工作完全可以交给人工肛门完成。

但是这种观点大大低估了大肠的作用。

大肠的功能不仅仅是排出食物残渣，它还承担着更重要的工作。从食物残渣到大便的转化过程中，大肠的蠕动影响着人体健康。

通过大肠的物质会出现"发酵"或者"腐败"的变化。这两种变化都是微生物引起的分解作用。味噌、奶酪、纳豆这些食品都是发酵而来，不过腐败的东西就不能食用了。

我们可以这么理解：在大肠内发生的变化中，对人体有益的是发酵，有害的就是腐败。即使是同种物质，如果大肠蠕动功能良好就会发酵，但若蠕动功能不好就会腐败。发生腐败后，腐败物质经过肠壁会被人体再次吸收，成为多种疾病的诱因。

在人体脏器中，与疾病相关最多的就是大肠，可以说大肠是"万病之源"。在后面的章节中我们将具体介绍与大肠有关的疾病。从这一点我们就可以说大肠与小肠一样，其作用不可忽视。

"无菌人"无法长期生存

那么究竟是什么决定大肠内发生的是"发酵"还是"腐败"呢？

发挥关键作用的就是我研究的肠道细菌了。大肠内的细菌多种多样，即使同一个人，根据饮食结构和身体状况的不同细菌种类也会不同。不同的肠道细菌构成决定了大肠内的环境更容易发酵还是腐败。在"万病之源"大肠中大量存在的肠道细菌左右着我们的健康。

序章中曾提到，大便的一大半是水分，剩下的是食物残渣、脱落的肠黏膜和肠道细菌。排泄出体外的大便中所含细菌的种类与肠道细菌的构成大致相同。所以通过研究大便中的细菌，就可以了解人体大肠的健康情况。

为何会有如此多的细菌居住在人体内呢？也许有人听到有生

物生活在自己体内会觉得不舒服。实际上20世纪60年代实验室曾培育出体内没有微生物的"无菌小白鼠"，这只小白鼠的寿命是普通小白鼠的1.5倍。这么看，似乎人体内没有细菌才对人类更有益。

但实际并非如此。无菌小白鼠没有构建免疫机能的机会，所以抵抗力非常差。它没有携带肠道细菌产生的维生素K，所以受伤后血液难以凝固，伤口不易愈合。虽然这只小白鼠在实验室中存活了很久，但若在自然界中恐怕非常短命。

所以即使有"无菌人"，他们也会立刻感染病毒或细菌并会陷入生命危险。其实出生前的胎儿就是无菌状态，但是他们在分娩出来后就不是无菌的了。

人类在出生前经过产道时，会接受来自母体内的细菌。自然分娩的情况下，胎儿在产道内接受来自母体的细菌数量会在24小时内增加到1000亿个以上。这帮助我们在出生后立即就拥有了抵抗力。

当然，细菌对人类来说是把双刃剑。有很多细菌会引发疾病。但是正是这些细菌的存在帮助人体免疫机能了解"外敌的性质"，从而能够抵抗疾病侵袭，促进伤口愈合。而且人体内还有抑制有害细菌繁殖的细菌。总而言之，人类必须和细菌共生存。

有益菌促进发酵，有害菌引起腐败

大肠中既存在有益菌也存在有害菌。也许有人认为大肠中的细菌都是"大肠菌"，但并非如此。最先被发现的肠道细菌被科学家命名为"大肠菌"，但正如前文所说，现在大肠内约存在1000种以上的细菌。

这其中既有分解食物糖分后产生乳酸和酒精（发酵）的细菌，也有分解蛋白质和氨基酸后产生硫化氢和氨（腐败）的细菌。前者是有益菌，后者就是有害菌。

但是我们并不能将肠道细菌简单地划分为"有益"或"有害"。就像选举时有一部分无党派人士会在关键时刻将选票投给即将获胜的候选人一样，大肠内还有一部分"机会致病菌"，它们会根据肠内环境的变化随时倒戈到势力强的那方细菌。

而且即使被划分为有益菌，这些细菌也未必会做对人体有益的"工作"。有时根据条件的变化，这些有益菌也可能会做出有害的"举动"。相反，被称为有害菌的细菌也有可能"从事"有用的"工作"。所以请千万不要将"有益菌/有害菌"的分类绝对化，而要具体情况具体分析。

下面来介绍具有代表性的肠道细菌。

首先是有益菌代表——乳酸菌。乳酸菌以乳糖和葡萄糖为营养进行繁殖，通过发酵产生乳酸，可以保持肠道内的酸性环境。"乳酸菌"是这类细菌的总称，有乳杆菌（*Lactobacillus*）、乳球菌（*Lactococcus*）、肠球菌（*Enterococcus*）等各种乳酸菌。现在已经发现了 26 属 400 种以上的乳酸菌。

还有一种广为人知的有益菌——双歧杆菌（*Bifidobacterium*）。双歧杆菌的特点是从葡萄糖中产生乙酸和乳酸。目前已经发现了 40 种双歧杆菌。人类的肠道中栖息着包括两歧双歧杆菌（*B.bifidum*）、长双歧杆菌（*B.longum*）、短双歧杆菌（*B.breve*）在内的 6 种双歧杆菌。

乳酸菌和双歧杆菌可以促进肠道蠕动、预防便秘和腹泻，所以被称为有益菌。这两种细菌还能促进消化吸收，增强免疫细胞活力。

另一方面，有害菌的代表则是产气荚膜梭菌（*C.perfringens*）。它属于梭菌属，普通人不太熟悉这个名字。这种细菌会使蛋白质变质产生毒素。它不仅会造成食物中毒，还会产生致癌物，对人类来说当然是有害的。除产气荚膜梭菌外，还有同属于梭菌属的艰难梭菌（*C. difficile*）、属于拟杆菌属的脆弱拟杆菌（*B.fragilis*），这些细菌都是病原性细菌。

吃肉较多的人的大便中经常能看到这些细菌，而肉食较多的人，大便也多具有"恶臭"，所以有"恶臭"味也是有害菌的特点之一。日常生活中不太关注大便的人可能认为"所有大便都臭"，其实仔细闻会发现臭味也有很大差别。如果前一天吃了肉，第二天的大便就会尤其臭。这股强烈的臭味就是有害菌产生的有害物质引起的。

有害菌也是屁臭的罪魁祸首

有害菌不仅会使大便变臭，屁的臭味也受其影响。

屁是从嘴进入体内的空气和肠内气体混合后产生的物质。细菌的活动每天会给肠道带来 1 升左右的气体。

大便和屁都是肠道细菌作用的结果，所以大便臭，屁自然也臭。前面说过大便是通知我们身体状况的"书信"，所以在"阅读书信"之前闻一闻屁就能大致知道"信"的内容。如果说大便是记录肠内观察结果的"论文"，那么屁就相当于论文的"前言"和"摘要"。

屁中所含气体成分因人而异，肠道有害菌较少的情况下，气体中大半是氮、二氧化碳、氢和甲烷。这些气体几乎没有臭味。

但有害菌多的肠道里则多是氨、硫化氢、粪臭素、吲哚、苯酚、甲基硫醇等一些释放恶臭的物质。比如硫化氢的气味像变质的温泉鸡蛋，苯酚的气味类似于消毒液，甲基硫醇的气味像腐烂的洋葱。这些物质都散发出令人讨厌的臭味，就是这些物质让大便和屁具有了臭味。

谁都不愿意闻这股臭味（我要是能不闻的话自然也不愿意闻），但是如果仅仅是臭味的话倒可以忍受，毕竟使用除臭剂就可以缓解卫生间里的异味。

问题的关键不在于臭味。屁和大便的臭味传递出肠道环境变差的信号，所以掩鼻不能解决任何问题。为了平衡有益菌和有害菌的关系，我们必须直面"臭味"。

顺便说个题外话，大家知道憋屁会有什么后果吗？特别是很多女性在外都会憋住屁吧，但憋住屁并不意味着肠内气体就此消失。

当然，如果只是暂时憋住，稍后再去厕所的话，屁可能会和大便一起排泄出来。但是对于便秘患者来说就未必可行。没有排泄出的肠道气体物质会被大肠的毛细血管吸收后进入血液，最后会经过肺部呼出体外。[1]

也就是说屁从嘴巴排出来。

当然从嘴里出来的屁不会发出声音，而且由于血液的搬运，也不会散发出臭味。但是一想到屁从嘴里出来，以后憋不憋还真成了一个难题。不过，不好的气体在肠内堆积后肠道环境会逐渐恶化，严重影响身体健康。

听到别人放屁的声音我们忍不住笑，但和大便一样，所有人都会放屁，如果总是憋着不放屁就会影响健康。当然听音乐会、参加葬礼时最好憋住，但是我还是希望有一天我们能像咳嗽、打喷嚏一样自然地放屁。

肠道内的"机会致病菌"

回到肠道细菌这个话题上。

调查健康人群的大便后发现，这些人大便中的乳酸菌、双歧杆菌等有益菌的数量占到肠道细菌整体的 10% ~ 30%。而患有便秘

1　小分子气体可以通过毛细血管溶解到血液中，进而被血液搬运到肺泡，通过呼吸排除体外。——编者注

或健康状况不佳的人，其大便中有益菌的比例则非常低，与此相对有害菌的比重会增高。但是，产气荚膜梭菌和脆弱拟杆菌等有害菌的比例不会达到 30% ~ 40%。在肠道这个"国会"中，"有益菌党"和"有害菌党"都不会单独获得"超半数席位"。

因为肠道中还存在发挥巨大作用的"机会致病菌"。这类细菌约占肠道细菌整体的 70%。肠道内的这一大势力经常"两头倒"，会根据肠道环境的风向，选择与有益菌或有害菌组成"联合政权"。"机会致病菌"的这种选择，对肠道内容易发酵还是容易腐败起决定作用。

"机会致病菌"中最有名的就数大肠杆菌了。

大肠杆菌有很多种，其中包括 O-157 大肠杆菌（肠出血性大肠杆菌）这类自带病原性的细菌。但是绝大部分大肠杆菌都既不"性善"也不"性恶"。在有益菌占主导的肠道内，大肠杆菌不会为恶。但一旦有害菌在肠道内占主导地位，大肠杆菌就会成为有害菌的帮手，促进肠内腐败的发生。

每克肠内物质中平均就有 1000 万 ~ 1 亿个非病原性大肠杆菌。大肠杆菌虽然是具有代表性的肠道细菌，但它并不是数量最多的。比如每克肠内物质中就有 100 亿 ~ 1000 亿个双歧杆菌。在人类社会中，拥有 1 亿人口的国家就算是人口大国了，但是细菌的计量方式和人口可不相同。细菌即使有 1 亿个也不是"多数"。

肠内的常驻菌中，势力最强大的是非病原性的拟杆菌属。拟杆菌属也是机会致病菌。这种菌属占到了肠道细菌的 40% 以上。除此之外还有真细菌、瘤胃球菌属、梭菌属等机会致病菌。这些细菌的功能和种类暂时还未完全探明。

大肠杆菌虽然基本上都是机会致病菌，但其中有些对动物有很好的作用。有些大肠杆菌会产生毒素，但有些大肠杆菌也会抑制毒素生成。比如牛是携带 O-157 大肠杆菌的动物，为了抑制牛体内 O-157 大肠杆菌的活跃，人们会尝试给乳牛和肉牛注射有益的大肠杆菌。

在此希望大家能记住一个与肠道细菌有关的关键词。我们把对人类健康有益的微生物统称为"益生菌"。这个词将在本书之后的章节中反复出现，所以请记住这个词。

乳酸菌、双歧杆菌等有益菌都是益生菌的代表。所以在乳酸菌饮料等一些健康食品中会添加这些细菌。可以击退 O-157 大肠杆菌的大肠杆菌，对于牛来说也是益生菌。正如之前文中所说"有益菌"和"有害菌"的分类是为了便于理解，某种细菌对动物有益还是有害并不能一概而论。

40天内只吃肉的人体实验

前文大致介绍了肠道细菌的整体情况。要预防来源于大肠的疾病，就要阻止机会致病菌和有害菌成立"联合政权"，构建难以发生腐败现象的肠道环境。因此我们需要让肠道内的有益菌占有压倒性优势。

那么如何才能使有害菌减少，有益菌增加呢？

只要想想肠道细菌借助什么繁殖，就能知道这个问题的答案。肠道细菌以脱落的肠黏膜和输送到大肠的食物残渣为营养来源。有益菌和有害菌的营养来源不同。乳酸菌和双歧杆菌以乳糖和葡萄糖为营养源，而产气荚膜梭菌等有害菌则从蛋白质中摄取营养后产生有害物质。

不过蛋白质是人体不可或缺的营养元素，所以无论我们多么不愿增加肠道内的有害菌，也必须摄取蛋白质。摄取食物的目的是为了获取食物中的营养，如果认为食物中的营养只是肠道细菌的营养来源就本末倒置了。

但从健康的角度考虑，我们在吃饭时还是应该尽量注意减少有害菌数量的增加。喜欢吃肉的人的肠道内就有很多有害菌。

实际上20年前我曾做过这样的"人体实验"。为了观察肠道环境的变化，我和另外四名同事进行了连续多日只吃肉类食品的实验。

读到这里，可能有的读者会想起几年前一部非常火的美国纪录片——《超码的我》。该片记录了主人公连续30天只吃麦当劳后身体发生的变化。

很多人看了这部纪录片后很震惊，但其实我早就做过类似的实验，所以当我看到这部纪录片时并不惊讶，而且我和同事的实验持续时间要比那部纪录片长10天。

可能有人会认为这个实验太蠢了，但是为了知道真相，事实往往比理论更具说服力。话虽如此，但在这项实验上，让其他人充当实验的"小白鼠"并不合适，所以我和同事才亲自上阵。那时候我才30岁出头，带着兴奋的心情开始了这项实验。当然，坦诚地说，我之所以兴奋是因为我特别喜欢吃肉。年轻时的我看到肉会两眼放光，所以朋友们都叫我"肉欲的辨野"。

当时我每天进食的肉量是1.5千克。早饭是300～400克左右的火腿、香肠等肉类加工食品，午饭和晚饭是500～700克左右的牛排。这40天里我没有吃过一口米饭、面包等谷物和蔬菜。

当时我们吃的牛排每克大约要 800 日元，研究所的上司还抱怨太贵了，可是要是廉价难吃的肉我们可吃不下。

实验之前的黄色大便变成黑色

在实验开始后的几天，我的身体状况处于前所未有的良好状态，这也有可能是因为自己开始了一项大胆的实验所以情绪高涨。总之，开始的那段时间里我的身体充满了力量。

我总是一边吃牛排一边开玩笑说："果然肉吃得多才能精力充沛!"

但是随着实验的继续，我发现自己身上的气味越来越重，脸上开始变得满是油光。总而言之，就是变成了女性讨厌的状态。

如果只是不受女性欢迎倒还好说，至少健康上没问题。但是过了不久，我的体重虽然没有增加，但身体却感觉越来越沉重，经常疲惫不堪。

虽然事先已经做好思想准备，知道这项实验会对身体产生负面影响。但实际开始后，"每天只吃肉"的生活还是比想象的更残酷，所以在第 20 天时除我之外的三个人都停止了实验。而我虽然勉强坚持到最后，但也已经疲惫不堪。

那么最关键的肠道环境发生了怎样的变化呢？

了解这一点的途径自然就是大便。实验开始前我的大便是黄色的，但每天只吃肉后大便颜色不断加深。实验结束那天的大便颜色已经和煤焦油差不多了。

发生巨大变化的不仅是颜色。随着大便颜色的加深，大便也越来越臭，就像肉和鸡蛋腐烂后的恶臭味，就连习惯了大便臭味的我在进卫生间前都有点犹豫。很明显我的肠道内发生了强烈的腐败反应。

大便的变化呈现在数字上也很明显。

实验前我的大便呈弱酸性，pH 值为 6.5，这表明肠道内乳酸菌和双歧杆菌占有绝对优势。这些有益菌在发酵肠道内的物质时产生了乙酸和乳酸，所以肠内环境呈酸性。顺便补充一句，母乳喂养的婴儿的大便散发出的酸甜气味，就是因为婴儿肠道内的双歧杆菌活跃频繁，所以母乳喂养的婴儿的大便酸性度高于大人，呈强酸性（pH 值为 4.5 ~ 5.5）。

但在 40 天实验后，我的大便变成了弱碱性（pH 值为 7.5 ~ 7.6）。这表明肠道内有益菌势力减弱，有害菌开始占绝对优势。在调查了肠道细菌的构成后，我发现实验前占肠道细菌 20% 的有益菌减少到了 15%，原本占 10% 的有害菌增加到了 18%。光看百分比似乎差距不是很大，但是百分比说明"哪方占优"，这决定了肠道环境的性质。只要有害菌的势力稍微超过有益菌，机会致病菌就会跑到有害菌的一方为恶。如此一来，就会导致肠道内发生腐败反应，使大便颜色和臭味都发生变化。

肠道出血也会改变大便颜色

我用自己的亲身经历证明饮食对肠道环境影响巨大。大便用眼睛看得见（鼻子闻得到）的形式呈现出了这种影响。普通人可能无法检测自己大便的 pH 值和肠道细菌构成，但在卫生间仔细观察大便也能了解自己的肠道情况。可能稍不注意，你的饮食就偏离了正常轨道。

观察时，尤为重要的一点就是大便颜色的变化。

最典型的大便颜色是土黄色和褐色。这是用来分解、吸收脂肪的胆汁导致的颜色变化。胆汁由肝脏分泌，是在十二指肠内活动的碱性液体。类脂质食物吃得越多胆汁分泌的就越多，大便颜色就会加深。颜色越深就越易于有害菌的繁殖，所以需要多加留意。

另一方面，如果大量食用谷物、豆类、蔬菜，大便的 pH 值就会下降（即酸性上升），大便就会呈黄色。如果见过牛、马等食草动物的粪便就会明白这个道理。食草动物的粪便特点就是干燥。人类不是食草动物，所以大便当然不会和食草动物的完全相同，但类似食草动物的粪便的状态，可以说是健康的粪便。

最需要警惕的大便颜色就是黑色。吃肉实验后的我就是如此。过量食用肉类，促进了有害菌的繁殖，加速肠道内腐败反应的速度，导致大便变成黑色。

当然只吃肉导致大便变黑只是极端个例。没有人能40天只吃肉（即使爱吃肉的我，也绝不想再体验第二次）。如果没有吃那么多肉，大便却变黑的话，就要考虑肠道是否出血。这有可能是胃或十二指肠出血，应立即就医。

此外如果肉眼能看到便血，就有可能是大肠出血，此时也需要立刻就医。发白的大便也要引起注意。患有胆道阻塞的病人由于胆汁的分泌量减少，大便不会"着色"，所以发白。

在说到大便和食物的关系时，大便的"量"也是观察重点。不是吃得多大便就排得多。大便的量也随饮食习惯的变化而变化。例如，如果大量摄入膳食纤维和碳水化合物，大便就会很粗。而如果长期大量食用营养价值低的垃圾食品和零食，大便就会很细，量也会减少。

腐败臭味是对饮食结构亮出的"黄牌"

还有一个需要重点观察的要素就是大便的臭味。前面我们说过，如果肠道内有害菌多，大便和屁就会非常臭，也有种常见的情况就是食物本身的气味进入到大便中。

我的研究室中就曾经有过这样的例子。我采集了同事1克的大便，在其中加入稀释液后闻到一阵香味。闻了一会儿，我确定是网纹瓜[1]的香气。

于是我问他本人："你吃网纹瓜了?"

"是啊。昨天我妹在新宿的高野[2]买了个网纹瓜，我吃了四分之一。"

但是加了稀释液后还有这么重的网纹瓜气味，所以我认定他不可能只吃了这么点。我接着问他："撒谎! 你吃了得有一个吧!"同事苦笑着问我："你怎么知道的?"

在我这么长的研究生涯中，还从未闻到过那么好闻的大便。当

1　日本培育出的特殊甜瓜品种，对土壤微生物环境要求严格。——编者注

2　日本东京百年水果老店。

时高野的网纹瓜一个得要 7000 日元（450 元人民币左右），所以大便也有了高级的香气。

当然我们没有太多机会吃掉整个这么高级的网纹瓜，所以也不指望能有这么香的大便。但是"不臭的大便"确实更符合健康标准。

比如经常吃蔬菜和水果的人大便就不太臭。因为这些人肠道内有很多有益菌，所以不会散发出腐败的臭味。

排便后我们不仅要观察大便量和颜色，还要注意大便的臭味。很多人排便后会屏住呼吸立即冲掉，但这样就浪费了反省饮食结构的机会。我们应该闻闻大便是发酵臭还是腐败臭，如果是腐败臭就说明大便对我们的饮食结构亮出了"黄牌"。

中国古代以及李氏王朝之前的朝鲜半岛都存在"尝粪"的文化，即通过尝大便的味道来判断健康状况。在儒教文化盛行的过去，孝子用尝父母大便的方式判断父母的健康情况。

当然这是在现代化诊断技术诞生之前的事了，现代社会就没必要去尝粪了。不过这也说明从古至今，大便一直被认为是判断身体健康与否的晴雨表。生活在现代社会的我们也应该珍惜这种流传至今的智慧。不必用舌头去尝，但至少应该用眼和鼻子认真观察大便。

为了补充营养而"食粪"的动物

下面说点题外话，我在实验中好几次因为失误而不慎"尝粪"。因为在给大便中加入稀释液时需要使用移液管。

移液管用来吸取试管中的液体样本。一般在吸到需要的量时，就要用手指按住管口，以避免过量。但因为这是人工作业，失误在所难免。有时一不小心吸多了就会溅到嘴里。

一般为了防止误吸，使用移液管时通常都会在吸口放置棉塞，但是我对自己的技术过于自信，觉得应该不会出问题所以没塞棉塞。

最糟糕的一次是，稀释癌症患者的大便液体进到了嘴里。虽然液体进到嘴里不会生病，但是强烈的恶臭还是让我恶心了一会儿。还好现在有了移液枪，已经不会再发生类似的事故了。过去研究大便真是个又脏又累还危险的活儿。

我的"尝粪"经历虽然失败了，但是在动物界真有积极"尝粪"的动物。

比如考拉会让孩子吃自己的粪便。这样做不是出于儒教思想中的孝顺，而是为了补充日常食物中不足的物质。

考拉的主食是桉树树叶。桉树树叶中含有有毒的单宁酸，如果肠道中没有可以用来解毒的细菌，考拉就无法吃桉树树叶。所以小考拉断奶后，首先要食用大考拉的粪便来获取解毒细菌。

除了考拉，还有一些动物为了补充纤维和矿物质也会食粪，比如小白鼠。对于动物来说，大便并不是不能再吸收的物质。

其实，在人类世界也存在用大便治病的例子，当然不是用嘴吃。法国曾经尝试将健康人的大便从患者肛门送进体内，以此来治疗溃疡性大肠炎。

不过不是将大便直接送进体内，而是加水稀释后注射进体内。这种方式控制了便血的症状，有效缓解了病情。这个医疗案例发生在 20 世纪 70 年代。

这个治疗方案的原理可能是让健康人大便内的有益菌在患者的肠道内繁殖，以此改善肠道环境。由此可见细菌对肠道环境影响巨大。

第 2 章
肠道老龄化
——便秘为何有害

肠道环境随年龄变化

前文说到人类的肠道环境会随有益菌和有害菌的强弱变化而发生改变。但是改变肠道环境的要素不仅限于此。人从婴儿到长大成人，再到逐渐衰老，身体机能逐渐变化，肠道环境同样也随"年龄"变化而变化，所以人体排泄出来的大便也有年龄差异。

从这个意义上来看，可以说人类还有一个与实际年龄相对应的"肠道年龄"。

前文说过出生前的胎儿处于无菌状态，其皮肤和肠道内都没有细菌。在出生时，胎儿会接受来自母亲的产道、皮肤或周围环境中的各种细菌。在医院里出生的话，还会接受病房空气中的细菌和护士手上的细菌。

专业上我们把这种过程称之为"感染"，但这绝对不是坏事。正因为此时婴儿被细菌感染，他们才能在这个世界上生存下去。

婴儿出生一天后的大便叫作"胎便"，带点绿色的胎便已经被大肠杆菌以及梭菌属等有害菌感染。此时婴儿体内还没有有益菌。

婴儿开始喝奶后肠道内便开始出现有益菌。无论是母乳还是奶粉中都含有乳糖，所以婴儿喝奶后肠道内的双歧杆菌就会大量繁殖。这一时期婴儿的营养来源就是奶，所以肠道内的有益菌占绝对优势。

可惜有益菌不会一直处于优势。不久之后婴儿就迎来了离乳期，饮食结构发生巨大变化。从此时起婴儿们才开始了正式的"饮食生活"。

从哺乳期到离乳期最大的问题就是特应性皮炎。一般情况下，如果在2岁前都没有出现特应性皮炎那么之后就不容易染上此病，所以2岁前抑制有害菌的增长非常关键。特别是如果出生后6个月内肠道内的双歧杆菌一直处于优势地位，之后就很难出现皮肤过敏症状。

虽然哺乳期内孩子只吃母乳或奶粉，有益于双歧杆菌的增加，但是仍有很多婴儿会从母亲那边接受有害菌。这就导致引发特应性皮炎的可能性增大。如果孕妇在生产前6周起补充乳酸菌，并在生产后持续6个月给婴儿补充相同的乳酸菌，那么孩子就很难出现过敏症状了。

有害菌增加是一种老化现象

离乳期后婴儿开始进食各种食物，肠道细菌种类也开始飞速增加。每个人的饮食结构不同，所以每个人肠道细菌的种类也各不相同。青少年到成年这段时期的饮食结构决定了每个人独特的肠道环境。

我们希望建立有益菌占优的肠道环境，但我们无法完全避免有害菌和机会致病菌在肠道内的繁殖，所以我们的肠道不可能像婴儿那样只有双歧杆菌。但是这个时期内如果有害菌在肠道内占据优势，未来生病的风险就会增大。

因为按一般规律，随着年龄的增长有益菌的势力会逐渐减弱，有害菌的数量则不断增加。

随着年龄的增长，有害菌数量的增加可以看作是一种老化现象。肠道功能会随着年龄增长逐渐减弱。肠道功能下降后，各种分泌物也会发生变化，由此导致有害菌猖獗，加速肠道内腐败现象的发生。因腐败而产生的毒素再次被人体吸收，又会导致肠道功能恶化……如此肠道便陷入了恶性循环中。

　　所以老年人的大便多细长，而且非常臭。很多人上过厕所后总感觉排便不尽，或者排便不畅，这些都是肠道老化的表现。

　　这种变化和年纪大了眼花耳背一样，虽然谁都不愿意变成这样，但是不可避免。

　　不过即使都是老年人，肠道环境还是有个体差异的。有的人肠道年龄就比实际年龄小，有人可能正相反。

　　这种差距就是年轻时肠道环境的不同造成的。

　　要想保持肠道青春，就要在青少年到成年这段时期内尽量增加肠道内有益菌的数量。这个时期如果有益菌能在数量上压倒有害菌，那么即使之后有害菌数量有所增加，也能将其负面影响控制在一定范围内。所以我们要在年轻时多"存"点益生菌，这样在上了年纪后也能保持肠道年轻。

　　但是现在日本人的肠道环境却没有做好"养老准备"。越来越多年轻人的肠道在加速老化。这样不仅会加大年老后的风险，还会使很多人年轻时就面临着非常高的疾病风险。

20 多岁年轻人的肠道平均年龄为 45.7 岁！

我曾经受某个电视节目的委托，检测节目组提供的 76 人（20 岁～ 50 岁）的大便。检测结果发现日本人的实际年龄和肠道年龄有很大差距。

就像前面一节说过的老年人大便的特点一样，大便的颜色和形状暗示了"肠道年龄"。在那次检测中，我发现不少 20 多岁年轻人的肠道年龄是他们实际年龄的一倍以上（40 岁～ 60 岁）。

其中甚至有的年轻人只有 25 岁，但肠道却是 74 岁的"高龄"。下面是各年龄段被调查者的肠道平均年龄。

实际年龄 20 多岁——肠道年龄 45.7 岁

实际年龄 30 多岁——肠道年龄 51.3 岁

实际年龄 40 多岁——肠道年龄 54.2 岁

在检测他们的大便中所含双歧杆菌的比例时，我发现肠道年龄为 30 岁～ 40 岁的双歧杆菌的比例为 12%，肠道年龄到 50 岁～ 60 岁时比例为 9%，肠道年龄到了 70 多岁时比例就降到了 4.5%，可见随着肠道的老化，双歧杆菌所占比例不断下降。有益菌和有害菌是此消彼长的关系，有益菌减少了，有害菌必然就会在肠道年龄高的人的肠道中占有优势。

造成这一切的原因还是饮食习惯。

现在日本年轻人越来越喜欢吃动物脂肪较多的食物。肠道年龄高于实际年龄两三倍的这些人估计平时会偏爱吃快餐或零食。

很多人了解以上知识后，开始重视自己的肠道年龄。要想具体了解身体内肠道细菌的构成，需要进行专业的大便检测，不过我们也可以通过回忆自己的生活习惯，来大致推测自己肠道内的细菌构成。

下面是我设计的肠道年龄小测试。读者朋友可以测测自己的肠道年龄多大了。

1. 生活习惯篇

☆ 每天排便时间不固定

☆ 经常吸烟

☆ 皮肤干燥、长疙瘩

☆ 缺乏运动

☆ 屁臭

☆ 脸色差，显老

☆ 经常感到有压力

☆ 入睡困难、睡眠不足

2. 饮食篇

☆ 经常不吃早饭

☆ 早上很忙

☆ 吃饭不规律

☆ 一周在外面吃饭超过 4 次

☆ 蔬菜摄入量不足

☆ 爱吃肉

☆ 不喜欢喝牛奶和乳制品

☆ 爱喝酒

3. 排便篇

☆ 经常不用力就排不出大便

☆ 总有排不尽的感觉

☆ 大便硬、很难排出来

☆ 大便短小

☆ 有时大便稀软

☆ 大便颜色发黑

☆ 大便容易粘在马桶里

☆ 大便臭

现在看看你符合几条吧。根据画勾的数量可以判断你的肠道年龄。

- 3 个以下——肠道年龄 = 实际年龄

- 4 ~ 9 个——肠道年龄 = 实际年龄 +10 岁

- 10 ~ 14 个——肠道年龄 = 实际年龄 +20 岁

- 15 个以上——肠道年龄 = 实际年龄 +30 岁

不过这个测试只是一个大致的判断标准。一个 30 岁的人符合 12 条也不代表他的肠道年龄一定老化到 50 岁的水平。

但是如果你做了测试后，了解到存在这种可能性，未尝不是一件好事。只要从现在起改变生活习惯，年轻人还是能让肠道返老还童的。

令人震惊的年轻女性的肠道老龄化现象

前文的调查结果显示，现在日本年轻人的实际年龄和肠道年龄的差距越来越大。所以日本人整体的"肠道平均年龄"也在不断增大。我们不仅迎来了"超老龄社会"，随着年轻人肠道年龄的老化，我们还迎来了"肠道老龄化社会"。

日本人中有一部分群体的"肠道老龄化"现象尤为突出，这个群体就是年轻女性。

048

2007 年，株式会社养乐多 1 本社率先使用前文中的小测试针对东京和大阪的 600 名女性进行了一项问卷调查，调查结果显示超过 60% 的年轻女性的肠道年龄大于实际年龄。

在研究中我也曾数次被年轻女性的大便震惊。

很多人在电视和杂志中知道我后，便拜托我检测他们的大便，其中就有一位女性用快递将自己的大便寄给了我。

首先令人震惊的就是大便的臭味。

在打开密封完好的容器后，立刻就能闻到一阵无法形容的恶臭。观察大便能看到大便像石头一样坚硬，而且有好几层。因为大便的主人有严重的便秘，导致大便在肠道内长期堆积，旧大便和新大便堆积在一起，所以大便就像地质研究中的"地层"一样。

检测结果同样令人吃惊。

通常大便中的水分含量为 80%，若有严重便秘大便中的水分含量大约有 70%，但是这个大便中所含水分仅为 60%。

而且大便中很难检测到有益菌，有害菌占绝对优势。我自认为世界上没人比我看过的大便多，但这样的大便我还是第一次见到。

---

1 养乐多即 Yakult 在中国大陆地区的注册品牌名称（广东省和海南省注册品牌名称为益力多）。——编者注

这个大便的主人是一位 20 多岁的单身女性。到底她的饮食习惯糟糕到何种程度才会有这样的大便呢?

仔细询问后,我得知这位女性的生活极其不规律,基本不按时吃饭,肚子饿了就随便吃点点心,再喝点瓶装果汁。

这种饮食习惯引起严重便秘就不足为奇了。这么吃饭不要说不排便了,根本就不会感受到便意。

虽然这么夸张的大便很少见,但是很多女性的大便确实"又臭又硬"。看到这种大便我就知道现在年轻女性的肠道环境正在发生巨大变化。

女性为何容易便秘

便秘指的是连续 3 天以上不排便的现象。据一项调查显示,48% 的日本女性饱受便秘困扰。也就是说几乎每两个人中就有一人排便不畅。特别是 20 多岁的年轻女性中每两人就有一人(50%)便秘。便秘的情况已经普遍到很多人认为这不是病。

当然便秘有轻有重,在该项调查中回答"有便秘烦恼"的人中六到七成是重度便秘。其中有人已有 10 年以上的便秘史。一周只排便一次的人也不在少数。

女性比男性更容易便秘，相反，很多男性饱受腹泻困扰。男性抗压性小，所以因神经性的肠易激综合征（IBS）而腹泻的男性数量比女性多。

那么为何很多女性饱受便秘困扰呢？很多人认为这是体质问题没办法，实际并非如此。确实荷尔蒙失衡会导致便秘，但是我认为女性便秘最大的原因是没有养成定时排便的习惯。

可能有人会说"我就是因为不能定时排便才烦恼"。但实际上大部分的病例都不是"因为便秘所以无法定时排便"，而是"因为没有定时排便所以便秘"。

大便当然是在有便意时排出最好。但是促进排便的直肠蠕动活动一天只有1～2次。在直肠蠕动时我们就会产生便意，如果有便意时总是憋着不排，那么直肠渐渐地就不会向人体传达便意了。

如果没有便意，自然就无法做到定时排便，大便就在肠内不断堆积，最终导致便秘。

另外，社会生活中，女性会经常处于忍住便意的情况。

产生便意的时间因人而异。比如女性在早上都很忙，职业女性的上班准备时间比男性长，而家庭主妇早上要做家务、准备早饭，基本没有蹲厕所的时间。所以好不容易产生了便意很多女性也会憋着，这非常不利于健康。

在公司和学校里，很多女性因为脸皮薄，不好意思在卫生间待得时间过长。女性就这样不断错过排便时机，导致身体逐渐变成"不排便模式"。

更严重的是，很多女性会用节食的方法来减肥，食物摄入量过少肠道内自然也不会产生大便。

男性经常因为吃多导致腹泻，所以大便排泄量多。但是女性则不同，她们即使不减肥，也会尽量控制食物摄入量。吃进身体里的东西少大便自然就少，排不出来也就不难理解了。

此外女性吃饭的主要目的不是"填饱肚子"，而是"享受美食"，所以她们很少选择套餐、盖浇饭等含米饭较多的食物。很多女性喜欢的意大利面、沙拉等食物在肠道里都不容易形成大便。前文介绍的那位"只吃点心的年轻女性"就是一个典型的例子。

吃泻药的"周末厕所综合征"

看看现在日本女高中生的生活方式，我就能预测今后便秘的女性会不断增多。

052

比如还处在长身体的阶段，很多高中生就嚷嚷着减肥不吃早饭。此外，冬天穿迷你短裙也不利于排便，因为身体寒冷就不容易产生便意。

还有一个具有普遍性的便秘原因，那就是缺乏运动。如果没有一定的肌肉力量就无法顺利排便。

年轻人若不注意锻炼身体，髂腰肌和腹肌力量会逐渐减弱，排便时就没有力气。即使我们在饮食中摄入了大量易于形成大便的食物，但如果没有排便的力气，也会导致便秘。

现在很多女性在工作日完全不排便，到了周末就吃泻药排便，成为所谓的"周末厕所综合征"。甚至有些便秘严重的人一天不灌肠5～6次都无法排便。这种严重的便秘症状就是肠道年龄老化导致的后果。

天下所有女性都希望永葆青春，所以女性对皱纹、白发特别敏感。但是要告诉女性"你的肠道正在老化"，有人就觉得反正外表也看不出来所以不会放在心上。

但其实肠道老化影响着我们的外貌。

便秘的人脸上容易长疙瘩，皮肤暗淡没有光泽。因为大便在肠道内堆积后，有害菌释放出的有害物质或者被身体再次吸收，或者分散到全身血管中。这些有害物质会增强皮肤上的细菌活性，加速肌肤老化。所以便秘是美容的天敌。

便秘不仅影响外貌。肠道环境会因为便秘更易发生腐败，成为各种疾病的罪魁祸首。

2007 年，大肠癌超越乳腺癌和肺癌成为女性的头号癌症杀手。根据世界癌症研究机构和美国的癌症研究所的一份报告显示，大量食用肉类和加工肉类食品、蔬菜摄入量不足、缺乏运动、过量饮酒都会加大患大肠癌的风险。对于日本女性来说，便秘也是加大患大肠癌风险的凶手之一。

儿童便秘症令人担忧

现在日本有很多小学生患有便秘。越来越多的儿童每隔四五天就出现一次大便失禁的"遗粪症"现象，这种症状就是便秘带来的。因为儿童的肠道没有大人长，所以堆积在肠道中的大便会不受控制地排出来。

不过儿童便秘的现象没有女性普遍。

2007 年在日本首都圈[1]的五所小学进行的一次调查显示，354

---

1 包括东京都、神奈川县、千叶县、埼玉县、群马县、栃木县、茨城县和山梨县，共一都七县。——译者注

名儿童中大约有六成能"一天一次"排便，剩下的有两成是"一天两次"，"两天一次"和"三天两次"的孩子不到一成。

这项调查中使用了日本厕所协会制作的"大便日记"，让儿童们记录七天的大便情况。调查将大便的状态分为"光光亮亮""硬硬邦邦""黏黏糊糊""细细长长"四种，让接受调查的小学生选择符合自己大便状态的选项。

选择人数最多的是"亮亮光光"，约占全部调查人数的69%。这种类型的大便是像香蕉一样的固体便，是最理想的大便状态。儿童中此种类型大便占到将近七成，这个数字让人放心。

但是我们不能因此掉以轻心。

排名第二多的就是和便秘有很大关系的"硬硬邦邦"的大便，约占16%，接近20%的数字让我们有些担心。

排出这种大便的人多有缺乏运动、不吃蔬菜、吃肉太多等问题，所以容易便秘，肠道也容易变老。接近两成的小学生有这种生活习惯的话，那么今后"肠道老龄化"现象就可能越来越严重。

因此要预防肠道老龄化现象的出现就要在儿童时期防止便秘的发生。

直肠具有伸缩性，所以可以储存大便。但是儿童一旦便秘直肠就会一直伸直，这种情况下，如果不是体积较大的大便，儿童就难以产生便意，于是就会导致更加严重的便秘。

儿童便秘不能坐视不管

预防儿童便秘，首先要做的就是让孩子卸下去厕所的思想包袱。

儿童自身的保护特性会让他们在经历一些可怕的事情时比大人更加不安。所以如果儿童在排便时经历过什么不愉快，或者因为去厕所而被朋友嘲笑的话，他们就容易陷入"排便恐惧"中，久而久之就会憋着不排便。

此外压力也是导致便秘的原因之一。肠道蠕动是交感神经和副交感神经共同作用的结果，所以肠道蠕动容易受精神压力的影响。很多成年人在休息日的放松状态下更容易排便也是这个原因。

儿童比成人更为敏感，一旦长期处于压力之下，肠道就无法顺利蠕动。比如父母如果因为一些小事总是唠唠叨叨的话，孩子就容易便秘。

儿童便秘后最重要的是让堆积在肠道里的大便排出来。如果伸直的直肠不缩回到原来的长度，便意就不会恢复。便秘时间越长，直肠恢复弹性所需时间就越长。

所以如果几天不排便，最好在专业医生的指导下服用药物或者进行灌肠。但是使用药物缓解便秘后仍不能掉以轻心，不能让儿童养成依靠药物每日排便的习惯。

我们要让孩子知道上厕所不丢人也不脏，所有人都需要排便。

"大便要排出来，不排才不好。"

如果我们都有这样的意识，孩子也就不会不好意思去厕所了。上完厕所回到教室后能大大方方地和同学说一句："啊，真爽！"这才是对待排便正确的态度。

家庭的日常生活中也应该营造一种随意聊大便的氛围，否则家长就难以了解孩子的排便情况。

为了预防儿童便秘，家长至少要确认孩子是否两到三天排便一次。如果连续五天以上便秘就应该去医院了。

即使每天正常排便，也应该根据大便状态养成好的饮食习惯。

孩子上完厕所出来，家长偶尔应该问问孩子大便是否是香蕉形状的，是"光光亮亮"的，还是"硬硬邦邦"的，或者是"黏黏糊糊"，还是"细细长长"。如果家长在日常生活中大方地聊大便，孩子也不会不好意思，自然会告诉家长自己大便的情况。

坐在马桶上处理政务的路易十四世

前文说过儿童便秘可以通过服用药物缓解。但服用药物终究只是一种紧急手段，不依赖药物正常排便才能解决根本问题。

成人便秘同样如此。疏解便秘的药物吃得越多效果就越不明显，所以不可依赖。

说一个题外话。活跃在 17～18 世纪的法国政坛，人称"太阳王"的法国路易十四国王，最著名的一件事就是坐在马桶上一边排便一边处理政务。

虽然这件事放在现代有点不可置信，而且有损路易十四的形象，但是他确实饱受腹泻困扰。而他腹泻的原因是路易十四的主治医生和他说"牙齿是所有疾病的感染源"。这位不靠谱的医生拔光了国王的牙齿。无法咀嚼食物的路易十四出现了消化不良的症状，每天必须服用泻药。

有历史记载说路易十四每天要去 14～18 次厕所。作为国王，他不能因此疏于政务，所以只能坐在马桶上工作。从这一点上说路易十四确实是一名伟大的历史人物。

实际上也确实如此，虽然路易十四坐在马桶上办公，但他仍深受臣下爱戴。出身军人世家的路易·约瑟夫甚至还模仿路易十四坐在马桶上工作，并以此为荣。

现代人无论如何也没有办法坐在马桶上工作。不过即使不会引起像路易十四那么严重的腹泻，生活中我们也应尽量避免依赖药物。

每天 300 克酸奶可消除便秘

治疗便秘的药物可大致分为两类。一类是通过阻止大肠吸收水分，让肠道处于腹泻状态以此促进肠道蠕动的药物。还有一类药物是专为因缺乏运动和年龄增大导致肠道蠕动功能减退，没有足够力气排出大便的人群研制的，这类药物通过刺激肠道来改善便秘。

这些药物都作用于神经系统，所以若长期服用就会麻痹神经，效果减退。这时就必须服用效果更好的药物，结果就导致肠道功能不断减弱，变成"容易便秘的体质"。

因此要和便秘说再见，重要的还是改善饮食习惯。便秘药虽能暂时缓解，但无法改变有害菌占优势的肠道环境，自然就无法阻止肠道老化。

增加有益菌数量最有效的方法就是喝酸奶。人体可以直接吸收酸奶中的乳酸菌和双歧杆菌，所以喝酸奶能有效改善肠道环境。

我曾向一些即使服用药物也只能两周排便一次的女性推荐每天喝 300 克酸奶。这些女性即使服用药物排便效果也不明显，可见便秘相当严重。

但是酸奶的效果却非常显著。乳酸菌和双歧杆菌释放的乳酸和乙酸刺激肠道，促进肠道蠕动。几乎所有女性在一周后都能顺利排出大便。检测她们排出的大便后发现，梭菌属等有害菌数量减少，双歧杆菌等有益菌数量增多。

我们曾在埼玉县的一家养老院也做过类似实验。

便秘对老人来说是非常严重的问题。特别是瘫痪在床或者有认知障碍的老人，随着年龄增加内脏衰老，便秘就成为常态。患上便秘会引起食欲不振，食欲不振又会导致排便更加困难，如此陷入恶性循环。

埼玉县的这家养老院不得以让无法自己排便且有认知障碍老人服用泻药，但是泻药药力过大导致很多老人出现腹泻症状，甚至有的老人一天内排便十几次。缓解便秘可不能通过腹泻的方法。

所以我们让这些吃了泻药老人连续 20 天每天喝 250 克酸奶。20 天后 10 人中有 6 人的排便次数减少，其中 2 人排便次数减少一半。虽然还不是固体便，但腹泻的情况整体上有了好转。

膳食纤维是长寿的秘诀

乳酸菌和双歧杆菌的营养来源是膳食纤维，所以要预防便秘和肠道老化，应该在饮食中增加膳食纤维的比重。

现代日本人膳食纤维的摄入量与过去相比大幅减少。一项调查显示，1947 年日本人每天的膳食纤维摄入量为 25 克，而现在为 12 ~ 13 克，只有过去的一半。这也是导致"肠道老龄化"的重要原因之一。

20 世纪 70 年代末期，我曾对山梨县枫原地区长寿村的老人们的肠道细菌做过分析。

该地区附近没有稻田，所以当地居民自古食用最多的一直是杂粮、野菜、菌菇、魔芋等富含膳食纤维的食物。他们的膳食纤维摄入量是日本其他农村居民的 3 ~ 4 倍。

我们检测了该地区 18 位平均年龄为 82 岁的老人的大便。与城市里的老人相比，他们大便中的双歧杆菌数量非常多，而有害菌产气荚膜梭菌却只有城市老人的一半。这些老人的肠道年龄都低于实际年龄。年轻的肠道成为该地区居民长寿的关键。

日本曾经还有一个地区居民长寿的秘诀也是膳食纤维。那就是冲绳。

虽然用了"曾经"这个词，但其实冲绳现在也仍然是女性长寿县。1975 年至今，冲绳县的女性寿命一直都是全日本第一名。

但在 2000 年的调查中，冲绳男性的寿命从全国第四名迅速下降到第二十六名。为什么只有冲绳的男性变得不长寿了呢?

现在说起冲绳料理我们就会想到猪肉，但这都是第二次世界大战之后的事。第二次世界大战之前，冲绳居民的主食是薯类，副食除了鱼类贝类外还有苦瓜、萝卜等蔬菜，以及海带、海蕴、石莼等海藻类食物。过去冲绳人的主食和副食都富含大量的膳食纤维。

改变冲绳人饮食习惯的是战后的驻日美军。

驻日美军带到冲绳的肉食文化迅速在冲绳传播。其中的代表就是 spam 罐装肉，现在它已经是冲绳名菜苦瓜豆腐中不可缺少的原材料，在冲绳土特产店里也能买到。

1963 年，汉堡快餐店登陆日本冲绳。冲绳居民从 20 世纪 60 年代就开始吃这些，所以现在在冲绳的快餐店里能看到很多 60 多岁的老人在吃垃圾食品，这与东京和大阪等其他城市的快餐店里大部分都是年轻人的情景截然不同。

此外，二战后冲绳的牛肉价格和美国本土一样低。习惯了肉罐头、汉堡包的味道，再加上肉类价格低廉，所以冲绳居民的饮食习惯发生巨大变化也就不足为奇了。

对于曾在战争中忍饥挨饿的冲绳人来说，肉类无疑是憧憬已久的美味。理所当然，他们的下一代也变得爱吃肉，所以现在冲绳县已经成为"喜爱油腻食物的地区"，冲绳县的炸鸡销售额占到日本全国的三分之一，肥胖人群也随之增多。

作为曾经的长寿县，曾经大量食用膳食纤维的人群拉高了冲绳的平均寿命。二战后这些人仍健在，所以冲绳的平均寿命暂时不会迅速下降。

但是二战后出生的人群迈入中年后，经常吃高脂肪肉类的男性的平均寿命下降，青壮年男性的死亡率在全国排名第一。虽然冲绳女性的平均寿命现在还是全国第一，但增长率缓慢，从第一名的宝座上滑落只是时间问题。

膳食纤维摄入量减少导致大便减少

冲绳居民健康恶化与肥胖人群数量的增加有很大关系。肥胖是各种生活习惯病的元凶，必然导致寿命缩短。另一方面从肠道环境来看，膳食纤维摄入量不足也会加速身体老化。

膳食纤维摄入一旦量减少，大便量就会减少，因为不被小肠消化、吸收而是输送到大肠的食物残渣中大部分都是纤维质。原材料减少，大便量自然就会减少。

40 多年前英国曾经有学者研究过膳食纤维摄入量与大便量之间的关系。这名学者名叫 D. P. Burkitt。他的比较对象是英国白人女性和乌干达黑人女性。英国女性的饮食以肉类为主，主食是精细的面包。而乌干达女性的主食是野芋和番薯，几乎不吃肉类食物。

膳食纤维摄入量少的英国人每天的排便量约为 100 克，而且食物不会迅速转化为大便，大约需在体内停留 72 ~ 96 小时，也就是 3 ~ 4 天后才被排出。

而乌干达人每天的排便量接近 1 千克，食物在体内的停留时间为 16 ~ 24 小时。最快当天，最慢第二天食物就会排泄出身体外。

两者哪个更容易便秘就不用多说了吧。显然大量摄入膳食纤维的乌干达人的肠道老化速度更慢。

这就是国家间饮食习惯的差异，不过这两种饮食习惯日本人在过去和今天都体验过。虽然冲绳人饮食习惯的变化比较极端，但二战后不仅仅是冲绳人的膳食纤维摄入量减少，全体日本人的肉类食品摄入量都大幅增加。20世纪60年代，日本每年人均肉类食品摄入量只有3千克，但现在这个值达到了45千克。肉类摄入量的成倍增加必然导致蔬菜、薯类等膳食纤维摄入量的减少。这是导致"肠道老龄化"的重要原因。

如今，日本人日均膳食纤维摄入量只有12.5克。营养学认为日均膳食纤维摄入量应为25克，日本人膳食纤维摄入量只有理想状态的一半。虽然日均25克很难做到，但男性只要达到日均19克，女性达到日均17克，就可以排出健康的大便。

我们也不用做到前文说的乌干达人那样，其实每天排便300克就是非常理想的状态。说重量可能大家没有概念，300克就相当于三根20厘米长"香蕉便"的重量。每根大便中大约含6~7克膳食纤维，所以每天仅仅12.5克的膳食纤维摄入量肯定不够。

也许有人认为："不论吃什么都想着会变成大便排出来，吃饭不就没什么意义了吗？"

但是排便量大的话，有害物质就会被大量排出体外。特别是膳食纤维比其他食物残渣更能有效吸附有害物质，所以对改善肠道环境的贡献非常大。膳食纤维是清除肠道垃圾的功臣。要想预防便秘、保持肠道年轻，就要改变不健康的饮食习惯，大量摄入膳食纤维。

第 3 章

大肠是万病之源

大肠癌是日本人死因之首？

肠道的作用是从食物中吸收身体所需营养，所以它应该是"健康之源"。肠道消化、吸收进入有益身体的食物，并将营养供给至全身，使我们充满活力。

但是肠道活动不一定都对人类有益，因为肠道吸收的不仅仅是对身体有益的物质。

前文说过，便秘、肠道高龄化导致有害物质在肠道内堆积，这些有害物质同样也通过肠壁并被身体吸收。正因为肠道是"健康之源"，所以稍有不慎，它就会成为"万病之源"。

人体脏器中，大肠是引发疾病最多的脏器。每个人的肠道环境不稳定，个体差异非常大。

肠道内的有益菌、有害菌、机会致病菌的种类和比例各不相同，所以由此产生的有害物质和腐败物质也多种多样。这些会对肠道主人的营养情况、所服药物的药效、生理机能、老化速度、癌症发病率、免疫功能、感染等各个方面产生很大影响，稍有不慎就会引发各种疾病。

其中最为严重的疾病当属大肠癌了。我放弃兽医的志向转而研究人类健康问题的开端，就是研究大肠癌和肠道细菌。

癌症是日本人的首位死因。

2008 年的人口动态统计（日本厚生劳动省[1]）显示，30% 的日本人因癌死亡，大大超过排名第二的心脏病（16%）和排名第三的脑血管疾病（11%）。而且预计今后这个数字还会继续增加。也许在不久的将来，每两个日本人中就将有一人死于癌症。

在各种癌症中，大肠癌呈显著增加的趋势。

胃癌曾是日本排名首位的致死原因。但从十几年前开始，胃癌致死率逐渐平稳，大肠癌的致死率不断升高。

日本男性死因第一位是肺癌，第二位是胃癌，2009 年大肠癌超越肝癌成为第三大死亡原因。而早在 2005 年，大肠癌就超越胃癌成为日本女性的首位致死原因。按照这一趋势，大肠癌很有可能会在未来成为日本人首位致死原因。

1　厚生劳动省是日本中央省厅之一。日本的医疗、劳动政策、社会保险、公积金、旧的陆军省和海军省残留的行政都是厚生劳动省所负责的。——译者注

过去美国、日本胃癌患者增多的原因

曾经胃癌患者多，现在大肠癌患者增多，这种现象不仅出现在日本，美国也是如此，而且美国早于日本出现这个现象。其原因无疑就是饮食习惯的改变。

美国是移民国家，移民主要来自德国、爱尔兰和英国。19 世纪末期，美国近八成移民都来自上述三个国家。

这三个国家相同的饮食文化是什么呢？

那就是他们的主食都是马铃薯。英国和爱尔兰曾经历过严重的饥荒，肉是最奢侈的食物。由于土地贫瘠能种的作物有限，所以他们只能大量种植马铃薯。所吃的肉类多是腌肉或熏肉。德国的饮食习惯类似，他们也大量食用马铃薯和香肠。

薯类富含膳食纤维，对肠道环境的改善并没有坏处。这种饮食习惯的问题在于盐分过多。

这一点和过去的日本非常相似。过去日本人曾大量摄入玄米、蔬菜、海藻等富含膳食纤维的食物，但另一方面也经常食用味噌、酱油、咸菜等盐分非常多的腌制发酵食品。日本和美国胃癌患者多的原因之一，就是盐分摄入量过多。

例如，过去长野县是日本胃癌患者比较多的地区。长野县的食物含有大量盐分。1979 年，当时的厚生省[1]规定的食盐目标摄入量是"每天 10 克以下"，而长野县居民每天的摄入量是 15.9 克。当时日本全国的食盐平均摄入量约为 13 克。

当时长野县不仅胃癌患者多，由高血压引起的心脑血管疾病患者也非常多，因此长野县开展了减盐运动。减盐运动帮助长野县男性平均寿命跃居至全国第一，女性升至全国第五。

和日本情况相同，美国人也从 20 世纪 20 年代开始减少盐分摄入量。

但这并不是有意为之。第一次世界大战后美国经济飞速发展，冰箱进入普通民众家。在那之前美国人用腌渍和熏制的方法保存肉类，但随着冰箱的普及，美国人无需大量使用盐就可以保存肉类。所以自那之后美国的胃癌发病率开始降低。

1　2001 年 1 月，日本中央省厅重新编组，把厚生省与劳动省合并为厚生劳动省。

——译者注

"肉""酒精""肥胖"是增加大肠癌风险的三大因素

胃癌发病率降低了，与此相对的是大肠癌发病率不断上升。

减少盐分摄入量有益健康自然是好事。不过正如那句老话所说——"按下葫芦浮起瓢"，因为冰箱可以保存食物，任何时候都能吃到想吃的食物，所以美国人开始大量摄入肉类。

前文介绍的"人体实验"已经表明，过多的肉类食品促进了肠道有害菌的繁殖，这是引发各种疾病的导火索。具体到大肠癌的诱因就是肉类食物中所含的动物性脂肪。动物性脂肪摄入量过多会增加大肠癌的患病风险。

2007 年世界癌症研究基金和美国癌症研究所发布的报告称，"肉""酒精""肥胖"是增加大肠癌患病风险的三大因素。这份报告书是研究人员在全世界对癌症和生活习惯之间的联系进行调研后写成的。

当然这并不是说吃肉、喝酒会立刻引发大肠癌，而是常年的饮食习惯和生活习惯会对肠道环境造成不良影响，由此增加了大肠癌的患病风险。

肉类为什么会增加大肠癌的患病风险呢?

仅仅有致癌物质是不会引发癌症的。特别是大肠癌的病变需要两个阶段。如果没有促进细胞癌化的"促癌剂",那么即使有致癌物(引发剂),也很难患上大肠癌。如果把致癌物比作种田时的种子,那么"促癌剂"就相当于水和肥料。

人体为了分解摄入的动物性脂肪就需要分泌胆汁。胆汁中所含的胆汁酸将脂肪分解成脂肪酸和甘油,脂肪酸和甘油储存在肝脏中成为我们身体能量的来源。

脂肪能够成为能量来源,这没有什么问题。问题是胆汁酸被回肠末端吸收后再次返回肝脏时会有一部分流到大肠。大肠中聚集着肠道细菌,胆汁酸在大肠里会变质成为"二次胆汁酸"。将胆汁酸变成二次胆汁酸的是梭菌属。

二次胆汁酸具有促癌剂的特性。在动物实验中,给动物注射二次胆汁酸和致癌物后,动物就会在非常短的时间内患上大肠癌。

摄入大量动物性脂肪后,为了分解脂肪就需要分泌大量胆汁,这会导致二次胆汁酸增多。而且以肉为中心的饮食习惯还会导致肠道内有害菌数量增加,容易引起肠道腐败,促进致癌物的形成。所以肉类无疑会增加大肠癌的患病风险。

日本人的肉类消耗量是 50 年前的 15 倍

根据 2000 年的一项调查显示，美国每年人均肉类消费量为 125.7 千克，即人均每天吃 350 克左右的肉，相当于两块大牛排。

美国人摄入的动物性脂肪不止如此，日常饮食中他们还大量食用黄油和鲜奶油。

此外蔬菜沙拉中虽然有很多蔬菜，但其中还有火腿和奶酪，而且沙拉酱中含有大量脂肪。美国人的饭后甜点也都是乳脂肪含量高的蛋糕和冰激凌。

这种饮食习惯增加了美国人大肠癌的死亡率。日本现在也紧随其后。

上一章我曾介绍过日本人每年人均肉类消费量为 45 千克。可能有人觉得这个数字只有美国人的三分之一，不值一提。但是这个数字却是 50 年前的 15 倍。随着肉类消费量的增加，日本人动物性脂肪的摄入量与 60 年代相比增加了 5 倍。按照这个速度，日本很快就会成为与美国比肩的"肉食大国"。

在日本老人的孩童时期，日本人的饮食习惯还没有完全欧美化，所以他们不是很爱吃肉。但人均 45 千克的肉类消费量的统计对象包含这些老人在内，所以那些出生后就吃汉堡、吃比萨的年轻人的人均肉类消费量估计远远超过 45 千克。

观察年轻人的饮食习惯会发现他们非常热爱动物性脂肪。

比如说饭团。过去饭团里放的都是梅干、鲑鱼、海带等脂肪含量少的材料，而现在便利店里卖的都是"金枪鱼蛋黄酱""明太鱼蛋黄酱"等蛋黄酱口味的饭团，甚至还有放了油炸食物和肉的饭团。越来越多的日本人在吃本身就很油腻的牛肉盖饭或蛋包饭时还要浇上点奶酪。

说起爱吃肉，很多人首先会想到男性，但其实女性对脂肪的热爱并不逊于男性。女性们爱吃的"甜点"中就使用了大量鲜奶油，虽然这些甜点个头都很小，但其实就是一大块脂肪。日本的年轻女性中几乎没人能忍受几天不吃甜点吧。与过去相比，现在的日本人似乎不大量摄入脂肪就无法获得满足感。

如果一直持续这种饮食习惯，那么大肠癌的致死率只会上升，不会下降。很多日本人虽然长着日本人的模样，但肠胃早已完全美国化。

动物性脂肪摄入量过多所引发的癌症不仅有大肠癌。乳腺癌也和动物性脂肪的摄入量有关，而且乳腺癌的发生还和肠道细菌有关。

听到乳腺癌和肠道细菌有关可能有人会觉得很意外。但是肠道细菌中有种细菌（还未确定是哪种细菌）可以释放雌性激素，而乳腺癌的发病就与雌性激素有关。从这种意义上，可以说乳腺癌也是来自大肠这个"万病之源"的疾病之一。

高脂肪、高蛋白质的食物会造成产生雌性激素的细菌活跃，所以以肉为中心的饮食习惯还会增加患乳腺癌的风险。

发酵乳和干酪乳杆菌代田株能够降低大肠癌风险

美国曾针对大肠癌和发酵乳的联系做过大规模调查。

研究人员自1981年起在威斯康星州展开了一项调查。该项调查以约350名大肠癌患者和600名非大肠癌患者为对象，调查他们的饮食中是否含有发酵乳。

调查报告显示，35岁以上的人群在饮食中加入发酵乳会降低患大肠癌的风险。在洛杉矶进行的调查中也显示了相同结果。

日本也从1993年到2002年间，针对400名大肠息肉患者展开了一次类似的实验。实验的目的在于预防大肠肿瘤的发生。这次实验由当时的厚生省（现在的厚生劳动省）牵头，由大阪府立成人病中心的石川秀树主任医师具体实施。

大肠息肉是指生长在大肠内侧的赘生物。良性息肉没有关系，但是恶性息肉就有可能病变成大肠癌，所以必须做手术切除。

实验结果显示，服用了干酪乳杆菌代田株（*Lactobacillus casei strain Shirota*）的患者的大肠肿瘤发生率低于没有服用的患者。在患有大肠肿瘤的患者中，服用了干酪乳杆菌代田株的患者的肿瘤恶化率也更低。

也许有人听说过干酪乳杆菌代田株，活菌型乳酸菌乳饮品养乐多中所含有的益生菌就是它。

美国、日本两国的研究调查结果都显示，肠道内的有益菌能有效抑制大肠癌的发生。这对我来说是一个非常重要的信息。

我在这个领域研究近 20 年间一直想找到引发大肠癌的细菌。例如胃癌就和幽门螺旋杆菌有关。所以我曾确信，大肠癌肯定是由某种细菌引发的。

但随着分析肠道细菌的技术不断进步（具体会在下章介绍），以及相关知识的积累，我的看法也发生了改变。大肠癌并不是由某一种细菌引起的，而是有害菌在肠道内织起了一张大网，从这张大网中释放出的各种有害物质影响肠壁，最终引发了大肠癌。

有害菌释放出的致癌物质和有害物质不仅会引起大肠癌，它们被肠壁吸收后会随着血液流遍全身。也就是说，他们会影响全身健康。

乳酸菌降低大肠癌风险的两个原因

那么有益菌如何预防大肠癌的发生呢？

以前的普遍观点认为乳酸菌在肠道内释放乳酸，使肠道呈弱酸性，由此抑制了有害菌的繁殖。但是，我们在前文介绍的厚生省的实验中发现了一个有意思的结果。

服用干酪乳杆菌代田株（乳酸菌的一种）的患者肠道内的乳酸菌，是没有服用干酪乳杆菌代田株的患者的 100 倍以上。这一点很正常，但令人意外的是，他们大便中增多的不是乳酸而是丁酸。

乳酸菌明明释放的是乳酸，为何大便中增多的却是丁酸呢？其中一种说法是"吸收乳酸的丁酸产生菌增多了"。也就是说乳酸菌释放乳酸，而吸收这些乳酸的细菌又释放出丁酸。这样解释逻辑上也说得通。

如果真是如此，丁酸就有可能是预防大肠癌的关键。丁酸也许能够抑制有害菌生成致癌物的活动，并且可以杀死癌细胞。

在腹泻等肠道环境恶化的情况下，丁酸可以修复肠黏膜。释放丁酸的丁酸产生菌还会释放出低聚糖，由此增加以低聚糖为营养来源的双歧杆菌的数量。所以丁酸对改善肠道环境有重要作用。

丁酸产生菌的营养来源是乳酸，而在构建"有益菌网络"时乳酸菌又不可或缺。因为乳酸菌能够有效抑制致癌物质和有害物质的增加。

此外还有研究认为乳酸菌可以提高免疫系统活力。

前文说过，小肠除了消化、吸收功能外还能增强免疫系统活力。具体来说就是，进入到身体内的食物和细菌被"派尔集合淋巴结"这个免疫组织吸收，并在此处接受与免疫有关的细胞检测。大部分细菌在到达此处之前就已经被胃液和胆汁液杀死了，活到这一关的细菌就在此处被拦截下来。

乳酸菌也会被这个免疫组织吸收，并且被巨噬细胞吃掉。接着巨噬细胞会释放出一种蛋白质——细胞分裂素。细胞分裂素是传递免疫信息的物质。所以乳酸菌摄入量增多身体的免疫活力就会加强，患癌风险自然降低。

溃疡性大肠炎

除了癌症外，还有很多疾病来源于大肠。

首先要介绍的就是溃疡性大肠炎。"胃溃疡"无人不知，但知道"溃疡性大肠炎"的人估计不多。这种疾病的症状是肠黏膜出现溃烂或溃疡，1973 年被厚生省认定为"特定疾患"，近几十年来患者数量不断增多。

特定疾患指的是需要积极研究治疗方法的疑难杂症。如果成为特定疾患治疗研究事业的研究对象，患者医疗费中的自费项目可以获得国家补助金。

现在溃疡性大肠炎的患者数量已达到 10 万人以上，国家负担不断增加，所以溃疡性大肠炎在未来的某一天也许会被划出特定疾患的范围。

溃疡性大肠炎多出现于 15 ~ 20 岁的年轻人中，主要症状是长时间腹泻、腹痛、便血，情况特别严重的需要全部摘除大肠替换人工肛门。有的溃疡性大肠炎还会恶化成大肠癌。

关于这种疾病的原因多认为与大肠细胞的免疫系统异常有关。

但是疾病的原因都是复杂的，除了遗传基因这个主要原因以外，也有观点认为这种疾病与肠道细菌有关。因为有案例显示在给患者注射双歧杆菌和乳酸菌后，症状得到了明显改善，所以我们可以确定溃疡性大肠炎与有害菌有关。

例如多见于溃疡性大肠炎患者肠道内的普通拟杆菌。此外还有释放强丁酸、杀死肠黏膜细胞的可变梭杆菌，多见于发展中国家婴幼儿粪便中的肠粘附性大肠杆菌等，这些细菌都和溃疡性大肠炎有关。

如果这些有害菌真的是引发溃疡性大肠炎的导火索，那就说明这个疾病的产生与日本人饮食习惯的欧美化密切相关。日本大肠癌患者的数量不断增加，溃疡性大肠炎患者的数量自然也会增加。

改变以肉类为中心的饮食习惯，多吃多喝富含有益菌的膳食纤维和酸奶能有效预防溃疡性大肠炎的发生。

克罗恩病、药物性肠炎、缺血性肠炎

肠黏膜的慢性炎症和溃疡叫作"炎症性肠病"，"克罗恩病"就是其中一种。虽然这种疾病最容易发生在小肠，但理论上从口腔到肛门，消化道的任何一部分都有可能出现这种疾病，大肠也不例外。

克罗恩病的症状和溃疡性大肠炎相似，都是腹痛、腹泻、便血等，多发于 10 ~ 20 多岁年轻人间，尤其常见于男性患者。克罗恩病基本不会出现在中年以后。日本的克罗恩病患者的人数虽然没有溃疡性大肠炎患者多，但也超过了 2 万人。

该疾病也被现在的厚生劳动省指定为特定疾患。

关于该疾病的病因众说纷纭，如遗传基因影响、细菌和病毒感染、食物成分引起肠黏膜异常、肠管微小血管的血流障碍等。

如果这种疾病是因为食物成分引起肠黏膜异常的话，那么就有可能和肠道细菌有关。

有观点认为，肠道细菌失衡会引发肠黏膜的异常反应。这种疾病的发病年龄低，并且欧美等发达国家患者人数众多，所以还有观点认为这种疾病与动物性脂肪和蛋白质的过量摄入有关。现在日本的克罗恩病患者人数正以年均 7% 的速度增长，日本人饮食习惯的不断欧美化将有可能进一步增大该种疾病的发病风险。

"药物性肠炎"和"缺血性肠炎"也属于炎症性肠病。

药物性肠炎顾名思义，即服用药物导致的肠炎。很少有药物会直接破坏大肠黏膜，大部分情况都是服用的药物引发肠道细菌变化，进而引起肠炎。

情况最多的就是抗生素引起的药物性肠炎。长期大量服用抗生素会杀死体内有益菌，导致有害菌艰难梭菌异常活跃。这些有害菌生成肠毒素和细胞毒素等有害物质，从而引发了肠炎。

这种药物性大肠炎被称为"抗生素肠炎"，"伪膜性肠炎"也是其中的一种。这种肠炎的死亡率很高，最大的特点是大肠黏膜上覆有黄色或绿色膜状物质。症状较轻者会出现软便，症状重者会出现严重的腹泻、便血、腹痛、发热等症状。

缺血性肠炎是结肠组织因为血管障碍引起供血不足出现的肠炎。日本女子马拉松运动员高桥尚子曾患过这种疾病，所以也许有人听说过这个肠炎的名字。高桥通过流食补充营养的方式导致了肠道功能衰退，从而引发缺血性肠炎。

缺血性肠炎的症状为腹痛、便血（肛门出血）等，严重者会导致肠坏死，需尽早手术。

肠易激综合征

至此介绍的都是一些患者数量较少的疾病。虽然这些疾病的患病人数在不断增加，但并不是常见病，所以大家可能没有什么危机感。

下面我要介绍一种更普遍的肠道疾病。如果我们知道一些日常疾病的发生与肠道环境有关，那么我们就会注意改善饮食和生活习惯了。

很多读者会有因精神压力过大出现便秘和腹泻的经历吧。肠道本身没有任何问题，但在拥挤的电车里会突然想上厕所，或者连续腹泻几天后又会便秘。

有这种症状的人很可能患上了"肠易激综合征"。这种疾病就是因为精神压力导致肠道过度收缩，引起排便异常。

以前这种疾病叫作"过敏性大肠综合征"，但这种病其实和小肠也有关系，所以后来改名为肠易激综合征。它的英文简称为 IBS（Irritable Bowel Syndrome）。

这个疾病常见于欧美等发达国家，不过日本的潜在患者估计也占到日本总人口的 10% ～ 15%。肠易激综合征已经成为国民病。

该病的症状有三种：腹泻型（水便）、便秘型（一旦排便却又腹泻或软便）、腹泻和便秘交替的混合型。症状多出现于 20 ～ 40 岁中，患者中半数年龄都在 35 岁以下。

肠易激综合征的主要病因是精神压力，但是患者中很多人无肉、无酒不欢。这些人肠道内有害菌本来就多，再加上压力就导致有益菌数量进一步减少，肠道环境不断恶化。于是肠黏膜受到损害引起痉挛，水分无法被顺利吸收就会引起腹痛和腹泻。

要治疗这种疾病不仅需要减轻压力，还要注意饮食来调整肠道环境。现代人虽然难以完全消除工作和人际关系中的压力，但是可以从现在开始调整饮食结构。

肥胖和肠道细菌的因果关系

接下来聊聊离我们最近的疾病——高血压、糖尿病等生活习惯病。

过去这些病叫作"成人病"，不论你有没有生活习惯病，都要有预防此类疾病的意识。

增大患生活习惯病风险的因素有很多，比如饮酒、吸烟、运动不足、生活不规律等。

所有因素中最需引起我们注意的就是"肥胖",包括日本在内的很多发达国家都将肥胖列为和禁烟同等重要的保健课题。前几年开始"代谢综合征"[1]这个词也逐渐广为人知。

下面介绍一项 2006 年公布的关于肥胖的研究结果。华盛顿大学研究小组撰写了一篇论文刊登在英国《自然》杂志上。

论文题目叫作《因肥胖导致能量回收能力提高的肠道细菌》,听上去有些绕口,其实说的就是肥胖和肠道细菌的关系。

这个研究小组调查了肥胖人群和瘦弱人群肠道内的细菌构成。

人类肠道细菌的约 90% 都属于拟杆菌或厚壁菌门。调查显示肥胖人群肠道内的拟杆菌数量少于瘦弱人群,而厚壁菌门数量则多于瘦弱人群。控制肥胖人群饮食后,他们肠道内的拟杆菌数量开始增加,厚壁菌门数量减少。

常年从事肠道细菌研究如我也被这个结果震惊了。人类竟然会因为肠道细菌的种类不同而变胖变瘦。

研究小组为了佐证这个结论利用小白鼠进行了动物实验。研究人员分别提取胖白鼠和瘦白鼠肠道内的细菌,再把这些细菌注

---

1 代谢综合征并不是一个特定的"病",而是种病前状态,可以预警健康状况,从医疗角度看,代谢综合征概念的提出,可提前警告病人,尽早预防疾病的发生。

射到无菌小白鼠身上。

结果显示，注射了胖白鼠肠道细菌的无菌小白鼠中的 47% 变胖了。而注射了瘦白鼠肠道细菌的无菌小白鼠只有 27% 变胖。

两者之间出现了 1.75 倍的差距。这说明肠道细菌和肥胖间似乎存在某种因果关系。

研究小组推测拟杆菌数量减少，厚壁菌门数量增多后人体从食物中得到的能量回收率就会提高。也就是说在食物热量相同的情况下，能量回收率高的肠道细菌越多就越容易发胖。

确实我们从自身的经验中也知道肥胖未必和"食量"成正比。吃的少的胖人少有，但是吃的多的瘦子却常见。当然这种人中有部分外表苗条但内脏储存了大量脂肪，但是确实有人"吃再多都不胖"。

如果肥胖是由肠道细菌决定的，那么这是我们解决肥胖问题的一个重大突破，对预防生活习惯病能起到关键作用。

虽然这项研究还没有得出最终结论，但我确实在数年前发现了一种可能与肥胖有关的细菌。我曾在重达 268 公斤男性的大便中发现了一种未知的肠道细菌。

肥胖会增大患脑血管疾病的风险。如果真有能控制肥胖的细菌存在，那么包括癌症在内的"三大疾病"都与肠道环境密切相关。

肠道细菌的研究在提高健康水平、延长人类寿命方面意义重大。

花粉症患者请尝试添加了双歧杆菌的酸奶

前文中我们曾提到特应性皮炎，生产前的产妇和新生儿服用乳酸菌后就不容易出现皮炎症状。

特应性皮炎的病因尚未查明，不过我们可以确定的一点是，过敏症状的出现与肠道环境有关。过敏其实就是免疫机能异常。小肠是提高人类免疫功能的器官，而大肠中却存在着大量细菌，所以过敏会与肠道环境关系密切。

困扰现代日本人的过敏除特应性皮炎外，还有一个就是"花粉症"。

日本最初的花粉症出现在 1960 年，当时的花粉症的过敏源是美洲豚草。而现在困扰大部分日本人的杉木花粉过敏最早出现在 1964 年。

花粉症在半个世纪前才出现，这说明其与现代日本人饮食习惯的欧美化、城市生活压力、战后种植的杉木荒芜等各种因素有关。

我曾经也饱受花粉症困扰，之所以用"曾经"是因为我的花粉症现在已经基本治愈了。

但是我既没有看医生也没有吃药。

这都是双歧杆菌的功劳。因为我连续喝添加了"长双歧杆菌BB536"的酸奶，告别了花粉症的困扰。

双歧杆菌不止对我一人有效。某档电视节目曾以1000人为对象进行实验后发现添加了双歧杆菌的酸奶对他们也有效。

为什么摄入双歧杆菌能够减轻花粉症的过敏症状呢？

负责人体免疫系统的细胞叫做"T细胞"。它分为抑制过敏现象的"Th1细胞"和促使过敏现象发生的"Th2细胞"。一旦二者的平衡被打破，Th2细胞处于优势就会引起过敏。所以要减轻花粉症的症状，就必须减少Th2细胞数量。

花粉症患者长期食用添加了双歧杆菌的酸奶后，Th2细胞会减少，就能恢复与Th1细胞间的平衡。

所以我认为花粉症就是"双歧杆菌减少症"。和研究肥胖与肠道细菌关系一样，我们还需要进一步加强对花粉症和肠道细菌间关系的研究。不过在研究结论出来之前花粉症患者不妨试试添加了双歧杆菌的酸奶吧。

干酪乳杆菌代田株杀死 O-157 大肠杆菌

日本厚生劳动省在 2012 年 7 月发布公告禁止餐馆销售生牛肝。因为在生牛肝中检测到了只有通过高温加热才能杀死的 O-157 大肠杆菌。

对于这项禁令褒贬不一，不过确实每年都能看到因 O-157 大肠杆菌导致食物中毒的新闻，甚至还出现过死亡的案例。虽然生牛肝片现在禁止销售，但 O-157 大肠杆菌不仅只有牛肝中有，O-157 大肠杆菌引发的食物中毒的案例也不会从此绝迹。

尤其幼儿和老年人需要注意这种细菌。

1996 年大阪的一所小学提供给学生的伙食中因含有 O-157 大肠杆菌导致集体中毒。食物中毒造成 153 人出现溶血性尿毒综合征，最终 3 名女童死亡。一些养老院也出现过类似的中毒事件。

为防止类似的中毒事件发生，就像禁止销售生牛肝片一样，我们应该想办法不让 O-157 大肠杆菌进到嘴里，不过百分百阻隔食物中的 O-157 大肠杆菌不太现实。即使吃的是同一份食物，有人的中毒症状很轻，有人却可能因此丧命，所以我们只能将身体调理成即使误食了 O-157 大肠杆菌也不会出现严重食物中毒症状的体质。

因 O-157 大肠杆菌而食物中毒并最终死亡的人群有一个共同点，那就是他们的肠道环境恶劣，免疫力低下。

O-157 大肠杆菌能够产生一种名为"vero 毒素"（verotoxin）的有害物质，100 个 O-157 大肠杆菌就拥有可致病的强大感染能力。理论上，75 摄氏度以上的高温消毒一分钟就可以杀死 O-157 大肠杆菌，但现实是本应严格管理的学校伙食中却含有 O-157 大肠杆菌。

不过有种细菌可以杀死 O-157 大肠杆菌。往试管中培育的 O-157 大肠杆菌中加入干酪乳杆菌代田株后发现，干酪乳杆菌代田株释放的乳酸能够降低培养液的 pH 值，可以杀死 O-157 大肠杆菌。

动物实验也证明了这个结果。让刚出生的白兔喝含有干酪乳杆菌代田株的牛奶后，其感染 O-157 大肠杆菌后的症状比喝不含干酪乳杆菌代田株的牛奶的白兔的症状轻得多，释放的 vero 毒素也少很多。

当然也不能因为这个实验结果就拍着胸脯说"只要喝有干酪乳杆菌代田株的牛奶就没问题了"。不过在日常生活中，养成摄入有益菌的习惯没准能在紧急关头挽救我们的生命。

利用大便进行全面体检

至此我已经介绍了各种疾病和肠道细菌的关系，想必大家都已经明白为何称大肠为"万病之源"了。

明白了这一点就能理解大便的重要性了。正如前文所说，大便是来自肠道的"书信"。疾病和肠道细菌关系密切，那疾病和大便必然也有很深的联系，检测大便能了解一个人的身体状况。

所以在体检中应该充分发挥大便的作用。虽然现在的体检中有化验大便的项目，但还不能检测肠道细菌的构成。

过去化验大便的目的是检查肠道内有没有蛔虫等寄生虫。现在主要用来检测潜血反应，用来诊断大肠癌和溃疡性大肠炎等疾病，但来自肠道的这个"书信"实际蕴含了更多信息。如果能进一步解读它一定可以整体提高社会的健康水平。

我正在构建一个数据库，帮助我们通过人体肠道内的细菌类型判断将来有可能得什么疾病。

这个数据库建成后，在体检时化验大便后就能明白患各种疾病的风险，增加（或减少）哪种细菌可以预防疾病。根据体检结果可以培养良好的饮食习惯和生活习惯。

比如前文说过肥胖和肠道细菌可能有某种联系，如果确实如此，那就意味着肥胖引起的糖尿病也和肠道细菌有关。

现代日本社会，包括潜在的"预备军"在内约有 1200 万 ~ 1300 万的糖尿病患者。随着饮食习惯的不断欧美化，脂肪摄入量过多以及运动不足的人群增多，未来糖尿病将成为严重的社会问题。

要阻止这种情况的发生除了利用血糖值进行检测外还应建立完善的体系检测肠道环境，尽早对患者不规律的饮食习惯提出警告。随着肠道细菌研究的不断进步，体检中的"便检"将帮助我们及早发现更多的疾病。

美国就有研究小组在研究自闭症和肠道细菌的关系。根据这个小组的研究报告显示，自闭症儿童的大便中所含的梭菌属数量是普通儿童的 1000 倍以上。

不过因为精神压力或者挑食也会影响肠道环境，所以目前还不能确定细菌是否是自闭症的原因。如果二者真的有某种联系，那将是自闭症治疗的一个重大突破。

此外还有很多研究人员正在研究忧郁症、失智症、阿尔茨海默病等疾病与肠道细菌之间的关系。

例如，失智症患者的大便中产气荚膜梭菌非常多。这个细菌在老年人的大便中就非常多，是导致老年人大便臭的罪魁祸首。失智症患者大便中这个细菌的数量是普通老年人的 10 ~ 100 倍。

"医食同源"，医疗与饮食有着千丝万缕的联系。肠道细菌随吃进嘴里的食物变化而变化，它和大便是连接"医"和"食"的重要信息源。崭新的大便检测方法将会极大提高人类的健康水平。

要实现这个技术就需要肠道细菌研究的不断进步。肠道内有哪些细菌就可以保持健康的状态？弄明白这个问题正是我们研究人员的使命。所以在接下来的一章我将为大家介绍肠道细菌研究的最前沿情况。

第 4 章

肠道细菌研究最前沿
——现代医疗领跑者

已成功培育的肠道细菌只占整体的 20%

地球上生活着数量庞大的细菌。十几年前，人们普遍认为地球上有"10 万种以上"细菌。

10 万种感觉已经够多了，但是随着技术的进步，现在研究人员普遍认为地球上的细菌为"100 万种以上"。这么短的时间内数字就增长了十倍，可见科学技术的飞速进步。

但是不论技术如何进步，我们都无法全部揭开这 100 万种细菌的真身。经细菌学家成功培育并命名的细菌只有 1 万多种。

要研究某种细菌的性质，就必须在实验室里培育出这种细菌，但这是一件困难的工作，所以虽然我们知道地球上生活着超过 100 万种的细菌，但 99% 以上我们都无法了解它们。

肠道细菌同样如此。

人体肠道内的细菌数大约有 1000 种以上，但目前已成功培育的只占 20%。已知性质的肠道细菌只有 200 ~ 250 种，剩下的 750 ~ 800 种细菌因为培育困难所以现在还是未知的存在。

现在人类只能培育出全世界所有微生物中的 1%，与微生物研究相比，肠道细菌的研究可以算非常先进了。这是几十年间众多研究人员坚持不懈的努力才取得的成果。

细菌培育之所以困难，是因为很多细菌的性质和普通生物完全不同。

比如有的细菌讨厌空气，所以不能用普通方法培育。在培育过程中需要氧气的"好氧菌"在肠道内的数量非常少，剩下的都是"厌氧菌"。

厌氧菌还分两类，一类是"兼性厌氧菌"，这类细菌有无氧气都可生存，乳酸菌、大肠杆菌就属于这一类，所以研究人员在很早就成功培育出了它们。

但是兼性厌氧菌在肠道中属于少数派，只有 10 种左右。其他的都是在有氧环境中无法培育的"专性厌氧菌"。这类细菌一接触空气就会死亡，所以特别不容易培育。

这些一接触氧气就死的细菌也不容易发现。

因为大便里的都是这些细菌的"尸体"。

美国的肠道细菌研究曾在 20 世纪 50 年代实现重大进展，而它的契机竟是太空开发。

宇航员去之前的太空中是没有细菌的。在太空开发过程中宇航员的健康是一项重要的课题，所以必然要考虑到宇航员的肠道细菌。

NASA（美国国家航空航天局）的报告指出，压力过大会导致宇航员大便中的有害菌增加，有益菌减少。宇航员的大便经常成稀状，并且肠内气体也比一般人多，所以如何控制宇宙飞船内的"环境污染"成为一个重要的研究课题。

美国投入巨额预算研究如何控制太空中的肠道细菌和肠内气体污染，由此促进了无氧环境中研究厌氧菌的技术发展，并得以帮助研究人员发现了新的肠道细菌。

在那之前研究人员只知道大便中活着的细菌数量，每克干燥大便中大约有1千万～1亿个细菌。

随着技术的进步，研究人员可以统计厌氧菌的数量了，但是能统计的也只是整体的百分之一或千分之一，现在我们知道每克干燥大便中所含细菌数量大约为100亿～1000亿个。也就是说，肠道细菌99%以上都是专性厌氧菌。

"培养基"研究必不可少

专性厌氧菌不是任何人都能随便培育出的。在无氧环境中处理细菌，对操作速度和技术的要求很高。

为了让大家直观感受研究人员的辛苦，我来介绍一下培育流程。

1. 在装有 9 毫升厌氧稀释液的试管中加入 1 克大便，将其变成十分之一倍浓度的水溶液。

2. 将试管放置到专业设备上，振动试管，粉碎大便。

3. 使用移液管从试管中吸取 1 毫升的样本液，再加入 9 毫升水将其稀释成十分之一倍浓度。此操作重复十次，一直到将浓度稀释成以一亿分之一倍（前文说的"误食"就发生在这个阶段）。

4. 在 0.05 毫升稀释后的样本里加入琼脂细菌培养基，在 37 摄氏度的环境中培育 48 小时。

经过以上操作后，在琼脂细菌培养基上会长出不同种类细菌的集群。从上面提取细菌进行染色，在显微镜下观察其形态后就能够判断每种细菌所属的菌属和名称。

这种培育要想成功，首先需要开发出能让细菌顺利繁殖的琼脂细菌培养基。20 世纪 70 年代后，我的老师光冈知足就在 15 年间开发了 13 种琼脂细菌培养基。

光冈老师还开发了一种新型的高度厌氧菌的培育装置——瓶内培育法。

我进入光冈老师门下开始进行肠道细菌研究，正是使用这个培育法进行细菌培育的全盛期。我在 5 年间培育了 4.5 万个菌株，其中 3 万个被认定为已知的菌种。

当时我虽然认真进行研究，但心中还是有份疑虑。因为实验室中研究的细菌中很多一旦与培养基分离就会立即死亡，无法成功培育。

如此一来我所研究的就仅仅是"可培育的细菌"，但是肠道细菌远远不仅如此。

进入 20 世纪 90 年代后我的疑问得到证实。厌氧菌培育法被开发出来时，很多人认为"如此就能了解肠道细菌的全貌了"，但实际上，即使运用了高度培育法的装置，我们能够分析的细菌数量也仅仅是冰山一角。

从培育法到分子生物学方法

从培育法到生物学方法的转变，得益于其他新技术的发展。现在我们已经开始使用 PCR（Polymerase Chain Reaction）等分子生物学方法研究肠道细菌。

分子生物学指的是从构成细胞的分子层面，而不是细胞层面研究各种生命现象。生物的基本单位是细胞，而分子是构成细胞的基本单位。

欧洲的研究团队运用分子生物学的方法从大便中提取肠道细菌的 DNA，分析菌种类型。研究结果显示，肠道细菌中可培育的只有 10% ~ 25%，其他的都是培育困难（或者不能培育）的细菌。

这个研究结果对我来说也是一个巨大的转机。

培育法虽然极大推进了肠道细菌研究的发展，但它无法掌握细菌的全貌。培育法对细菌的认定操作就像沿岸捕鱼。沿岸捕捞到的鱼仅是所有鱼类的一部分，虽然远方还有更广阔的渔场，但培育法鞭长莫及。要探索更广阔的世界就必须换乘一艘新船。

而且与费时费力的培育法相比，分子生物学方法省时省力，也不需要操作人员熟练的技术。通过分析肠道细菌的 DNA 排序可以在短时间内掌握多种细菌的数据化信息，非常方便，没有理由不采用这种方法。

我从 1992 年开始从事与分子生物学相近的工作。我担任日本农林水产省先端技术研究所一个遗传基因研究小组的负责人，从遗传基因的角度分析牛等反刍动物的瘤胃中的共生微生物。

在那里掌握到的分子生物学的知识和技术，对我在理化学研究所研究肠道细菌颇有帮助。大约八成的细菌无法用培育法来研究，所以我不得不放弃培育法，也让我对不能再使用努力多年掌握的培育法的技术稍感遗憾。

虽然有很多细菌"培育困难"，但我相信没有"不可培育"的细菌。即使现在无法培育，总有一天会有新技术能培育出这些细菌。到那时还得依靠我们熟练的技术。

总之，我从1997年开始使用分子生物学方法开始研究培育困难的肠道细菌。

在理化学研究所，我使用限制性片段长度多态性法（RFLP，Restriction Fragment Length Polymorphism）确立了肠道细菌解析法。使用这种方法研究大便样本中所含细菌的构成和比例，仅花费6小时就能掌握样本提供者的肠道细菌的数据化信息。

建立肠道细菌数据库实现"定制医疗服务"

在引入分子生物学方法之前，研究人员只能研究活着的细菌。所以科研人员一直努力开发可以培育厌氧性菌的技术。

DNA解析可以复制死亡的细菌。只要有一个基因，一个小时内就能将其增加到100万倍。

这样，我们就能通过大便中所含的肠道细菌的尸体再现这些细菌在肠道内的状态。所以即使是培育困难的细菌也能用 DNA 解析法进行识别。

研究手法的巨大转变使我们得以逐渐揭开肠道细菌的全貌。通过对已测定的 DNA 碱基序列进行系统分类，就能知道肠道细菌的种类差异和数量。

和指纹一样，每个人的肠道细菌各不相同。收集每个人肠道细菌构成的数据，分析每个人的健康状况与肠道环境的联系就能帮助我们建立用处颇大的数据库。

这样一来，我们就能在体检中利用大便将肠道细菌的碱基序列图表化，与数据库进行对照，比如判断"图表这个部分出现峰值的人容易得大肠癌""图表出现这种形状的人患糖尿病的风险增大"。

而且收集每个人每年肠道环境的数据，更容易把握每个人健康状况的变化情况。

即使本人没有疾病表现，但肠道细菌的构成一旦出现变化就意味着这个人的饮食习惯等生活方式肯定发生了变化。如果这些变化无益于健康，那就应该及时调整生活习惯，防患于未然。

如果未来这种体检成为现实，那就是真正意义上的"预防医学"了吧。

　　个人的数据库里不仅有肠道细菌的相关信息，还能记录一些基因遗传信息，这样就能提高对未来疾病风险的预见性。在此基础上也能进行饮食的个别指导。我相信这种"定制医疗服务"将在不久的将来成为现实。

推动酸奶普及的梅契尼可夫假说

　　回顾历史，不难发现肠道细菌的研究每隔 50 年就会发生重大变化。

　　18 世纪 50 年代，研究人员开始关注肠道内的微生物，但是没有人知道这些微生物在肠道内发挥怎样的作用。

　　半个世纪后，在法国的巴斯德研究所研究微生物的小儿科医生蒂赛尔发现了栖息在母乳喂养的婴儿肠道中的细菌。这种细菌被命名为双歧杆菌。

　　就是从这个时候开始，人们开始关注肠道细菌和健康之间的关系。

　　例如，同属于巴斯德研究所的俄罗斯微生物学家埃黎耶·梅契尼可夫注意到常食酸奶的高加索地区的长寿者人数众多，提出了"衰老是肠道内滋生有害细菌的原因"的假说。他认为酸奶中的菌群可以抑制有害细菌生成，所以高加索地区长寿老人较多。

其实酸奶中含有的菌群不会常驻人体的肠道内，所以梅契尼可夫的假说并不成立。但是我们不能否认酸奶和长寿间的关系。后人的研究证明常食酸奶可以改变肠道细菌构成，提高免疫力。

随后欧洲人开始广泛食用酸奶。所以梅契尼可夫对酸奶的普及做出了很大贡献。

梅契尼可夫假说的影响也波及了日本。

他所著的《不老长寿论》，经大隈重信之手1912年得以在日本翻译出版。受其影响，在这本书出版7年后诞生了一种国民饮品，没准现在你正在喝这款饮品，它就是可尔必思[1]。

梅契尼可夫假说的影响不止于此。

可尔必思诞生11年后的1930年，当时在京都帝国大学研究乳酸菌的代田稔博士从众多乳酸菌中发现了干酪乳杆菌代田株。而"养乐多活菌型乳酸菌乳饮品"于1935年问世。

养乐多的英文词源来源于世界语，意思是酸奶。如果梅契

---

[1]　日本首款乳酸菌饮料，创立于1919年，产品灵感来源于内蒙古游牧民族的传统乳制品。——编者注

尼可夫没有发现酸奶和长寿的关系，日本也许就不会诞生"养乐多"了。

基因分析拓宽了肠道细菌研究的入口

话题再回到 100 多年前。

在蒂赛尔发现婴幼儿肠道内有双歧杆菌的第二年，也就是 1900 年，奥地利医学专家西奥多·埃舍里希发现了大肠杆菌和肠球菌。这在肠道细菌研究史中具有划时代意义。

当时人们认为肠道细菌的大部分就是大肠杆菌和肠球菌。但是用显微镜观察大便后发现，每克大便中含有 100 亿 ~ 1000 亿个细菌，但能够培育的只有 1000 万 ~ 1 亿个。所以当时研究人员认为不能培育的细菌就是大肠杆菌和肠球菌的"尸体"。

之后的发展路径前文已经介绍过了，在大肠杆菌发现 50 年后，研究人员发现被认为是"尸体"的东西其实是厌氧菌，所以无法在空气中培育。

之后又过了半个世纪，厌氧菌的培育研究迎来了鼎盛期。我就是在这个时期开始进入这个研究领域的。

20 世纪末期，肠道细菌研究领域迎来了非培育法时代。现在分子生物学研究法已经席卷美国和欧洲。

在此之前，肠道细菌的研究似乎被我们微生物学者"垄断"。因为培育法要求熟练的技术，并且费时费力，所以可以说是一个"入口狭窄"的领域。

但是分子生物学的基因分析法登场后，这个领域的入口一下就拓宽了。

不同于培育法，分子生物学的方法任何人都能简单操作，不需要花费大量的学习时间。即使是本科生也只要一周时间就能掌握基本操作方法，迅速开展研究。

培育法还有一个问题，就是很难将用不同培育手法收集到的数据放在一起进行比较。比如外国的研究人员要写关于某种细菌的论文时，就需要将其他人的数据与自己的研究数据进行比较，但是如果二者的培育法不同，就会非常麻烦。

使用基因分析法则不同，全世界的研究人员都使用相同的工具进行研究，所以研究结果就能放在一起进行比较。

这无疑提高了研究效率。现在世界各国的肠道细菌研究人员不断交流切磋，正在逐渐揭开肠道细菌神秘的面纱。

特别是美国不断向可以获得国际专利的基础研究领域投入

资金，数额远远大于日本。有了充足的资金支持，很多研究人员不仅研究肠道细菌，还研究海洋和陆地细菌，运用基因分析法不断获得各种专利。

岩木健康推进计划

肠道细菌的研究在未来很可能会改变预防医学形态。某种程度上可以说肠道细菌研究已经成为现代医学的领跑者。现在如果不弄清楚肠道细菌的真面目，我们就无法揭开各种疾病的面纱。

所以该领域的国际竞争越来越激烈，日本研究者需要在这个方面作出更大的努力。

下面介绍一个我们为建立肠道细菌数据库而实施的一个计划：由弘前大学（负责人：中路重之教授）、Infocom 公司、理化学研究所共同推进的"岩木健康推进计划"。

该计划在 2005—2007 年的三年间，每年在青森县中津轻郡岩木町（现弘前市）收集 700～1000 名当地居民的大便进行分析。

青森县男女平均寿命是日本最后一名。癌症死亡率高于全国平均水平，特别是大肠癌所占比例非常高。

我们从当地居民提供的大便中提取出 DNA，采用 T-RFLP 法制作肠道细菌档案，分析肠道细菌构成模式。

肠道细菌的构成和作用受年龄、性别、居住地、饮食、生活环境、运动情况的影响。正常情况下，肠道环境在 60 岁左右开始发生变化，但我们在岩木町的调查发现，当地居民在 40 岁之后肠道环境就开始发生变化，岩木町居民肠道环境开始变化的时间相当早。

为什么当地居民的肠道在这么早就发生变化呢？因为青森县居民有过量摄入食盐的习惯，这无疑加速了他们的肠道老龄化。此外，缺乏运动也是不可忽视的原因之一。

也许很多人认为农民每天都在田地里干农活，怎么会缺乏运动呢？一般情况下应该是城市居民很少锻炼身体吧。

但是实际情况却正好相反。我和日本全国各地的大学、研究机构进行过很多共同研究，我曾不止一次的从熟悉各地情况的研究者口中听到"日本农村女性缺乏运动的倾向非常明显"。

事实上也有数据证明，日本农村女性的平均体重比日本城市女性的重 13%～15%。日本农村中患生活习惯病的人数也远多于城市。

这是因为"汽车社会"对日本农村的影响力远远大于城市。

在交通不便的农村，一人一辆车已经司空见惯。在日本东北地区因为冬天非常寒冷，当地居民外出次数少，自然就缺乏运动。秋田、岩手等平均寿命短的县都集中在东北地区的北部就有这方面的原因。

肠道细菌构成可分为六大类

岩木健康推进计划中，2005—2007年的三年间我们每年从提供大便样本的居民中随机抽取120人，制作成共360人的大便档案。分析这些档案会发现肠道细菌的构成大致可分为以下6种。

1.检测出的乳酸菌和双歧杆菌多；

2.检测出的拟杆菌属多；

3.检测出的拟杆菌属少；

4.检测出的拟杆菌属较多；

5.检测出的梭菌属多；

6.检测出的乳酸菌和双歧杆菌较多。

为了研究肠道细菌的构成，在培育法的全盛时期，我花费25

年时间仅调查了 350 人的肠道细菌构成。而使用分子生物学方法，只需数月就能分析差不多人数的肠道环境。仅这一点就不禁让人感叹技术的飞速发展。而且过去无法分析的培养困难的细菌也能够成为分析对象。

我继续统计分析了在这六种肠道细菌构成模式下，健康状况和饮食习惯间的联系。

分析结果显示便秘、新陈代谢综合征、高血压、糖尿病等疾病与肠道细菌的种类有密切联系。此外食物成分也与肠道细菌密切相关。

我们计划每年检测岩木町居民的肠道细菌情况，密切关注 5 年后、10 年后肠道环境以及健康状况的变化。这恐怕是在流行病学领域首次对肠道细菌进行如此大规模的调查。如果这个调查数据库能够不断扩大，那么未来就能更加清楚说明"饮食→肠道细菌→健康状况"之间的因果关系了。

肚子诊所计划?

现在我在由企业和理化学研究所联合成立的"辨野特别研究室"进行研究工作。研究室目前尝试将理化学研究所中的技术运用到民间,我称它为"肚子诊所"计划。

肚子诊所计划就是建立"人体肠道内常驻菌数据库"。

为此,我们首先需要计算每个人的不同的生理、代谢机能,建立评价体系。在此基础上检查肠道环境,与数据库进行对照,测定每个人的健康程度。

推进这个计划,最重要的就是准确把握饮食习惯对肠道环境的影响。影响肠道细菌构成的最大因素就是饮食。每个人的饮食习惯不同,若仅单纯比较每个人的肠道环境无法从整体上了解吃什么东西细菌会增加或减少。

所以我有了以下设想。

让实验对象连续几天每天吃大约 1800 千克卡路里的实验食物后,分析其肠道环境发生了怎样的变化。看到这应该有读者想起我以前做过的一项实验了——40 天只吃肉。

但是这次的实验中不会让被实验者只吃肉，实验食物中包含各种营养均衡的食材。如果我们事先了解这些食物的构成，那我们就能分析它们对肠道环境的影响。

分析实验对象的肠道细菌构成，能帮助我们判断这种细菌构成是否是容易引起生活习惯病的细菌类型。肠道细菌研究正由"基础研究"阶段，向可以应用到健康体检中的"应用研究"阶段快速发展。

从抗生素到益生菌

清楚实验食物和肠道细菌间的联系后，就能断定益生菌和实验食物在促进健康方面的功效，这也就推动了新药品和健康食品的开发。

益生菌指的是对人体有益的微生物或包含这种微生物的食品，在肠道细菌研究中非常重要。而抗生素则是完全相反的概念，1929 年青霉素发现后，抗生素极大地推动了 20 世纪医疗的发展。

抗生素是一种能够抑制其他微生物生长的药物。抗生素可以杀死引发感染的细菌和病毒，所以各种抗生素的研发挽救了众多生命。

但是（其实所有药物都一样），抗生素也有副作用。

抗生素抑制生长的不仅仅是引起疾病的细菌和病毒，还有其他细菌，所以会造成人体内常驻菌比例失衡。

肠道细菌失衡就会引起腹泻或便秘。比如"念珠菌病"就是由于常驻菌被抗生素抑制生长后引发的疾病。除此之外，耳鸣、痉挛、光线过敏症（照射日光后皮肤就会出现烧伤状的痕迹）等都是因为抗生素副作用而出现的症状。

而且抗生素还会"促进"病原菌的进化，导致感染症更加难以治愈。

细菌的繁殖速度非常快，其中有不少细菌还会突然变异，所以抗生素对有的细菌也并不管用。如果抗生素服用过多，一些细菌产生抗药性后反而会加速繁殖。这样不论服用多少抗生素都无济于事，病情也会逐渐加重。

所以和抗生素同属于"微生物医疗"范畴的益生菌开始受到研究人员关注。抗生素破坏体内常驻细菌平衡，而益生菌则调整体内常驻菌的平衡。

分子生物学的研究，使利用肠道细菌的体检逐渐成为可能。但是仅仅在检测肠道环境后说一句"你可能会得这种病"并不是预防医学。有效利用益生菌预防某种疾病，才是我们研究肠道细菌的目的所在。

拥有 7500 种酸奶的益生菌王国

因为要研究大肠癌和肠道环境间的联系，所以有害菌是我的研究中心，关于益生菌这个有益菌我还有很多知识需要学习。

不过之前积累的关于有害菌的知识，对我的学习起到了很大帮助。就像不了解药的副作用就不能做出好药一样，如果不了解有害菌，就无法弄清抑制其机能的有益菌的功效。

抗生素的登场让 20 世纪成为"包治百病的时代"，但如今抗生素的瓶颈也逐渐显现出来。

21 世纪应该是"预防疾病的时代"。

我们要做的不是在生病后进行治疗，而是要构筑不生病的身体。肠道作为"万病之源"具有重要作用，在这个崭新的时代里有益菌应该担任主角。

日本就是一个积极发挥益生菌作用的"益生菌王国"。20 世纪初期日本开发出整肠药"表飞鸣"，随后可尔必思、养乐多等各种乳酸菌饮品相继问世，深受消费者喜爱。

20世纪70年代，大阪世博会召开，原味酸奶进入日本。之后，日本国内酸奶产商开始生产原味酸奶。1971年明治乳业的"明治原味酸奶"问世，森永乳业则从1978年开始销售"森永益生菌奶"。

据说日本现在有7500种酸奶，日本人可以随时享用这种添加了各种益生菌的发酵食品。

遗憾的是，虽然市场上有如此多的酸奶，但日本民众并未充分利用这个条件。

日本人每天人均酸奶食用量为20克，大约只有一大汤勺的量。欧美各国每天人均酸奶食用量为60克，日本人只有其三分之一。

日本要想成为真正的"益生菌王国"，就需要喝更多的酸奶。研究人员也应该用更简单的方式告诉民众们益生菌的功效。

日本的产学研合作机制

从这个意义上说，我们应该全面评价"有益健康的食物"，也就是"功能性食物"，并且要充分利用各种机制宣传其功效。

　我曾在 20 世纪 90 年代参与了厚生省策划的"特定保健食品"审定活动。"特定保健食品"也被称为"特保",指的是根据实验数据检测企业生产的健康食品,在得到相关部门允许后这些食品的包装上能写上"适合关注……健康的人群"字样,以此帮助民众改善饮食习惯。

　作为检测这些食品的人员,我所关心的不仅是这些食品是否有改善肠道功能的作用,更重视的是这些食品是否有预防疾病、缓解症状或者提高免疫力的作用。

　食品制造商要想其产品成为"特保"食品,需要花费一年半以上的时间,至少写三篇论文。所以当时还有一些食品制造商的研究人员来我的研究室学习。

　今后要促进益生菌的普及和发展仍然需要这种产学研的合作机制,我坚信这种方法终将帮助日本成为这个领域的领跑者。

　具体来说,我们需要先进行动物实验确定食品功效,然后再进行人体实验确认其对肠道环境的改善作用。在此基础上就可以制定"有益健康"的评价标准,建立新的健康评价机制。

　了解肠道细菌的构成并不是肠道细菌研究的最终目的。最重要的是,我们要知道肠道细菌在人体内生成哪些物质、抑制哪些物质,这是我们进一步推动益生菌相关功能开发研究的原动力。

　　例如现在的大肠癌体检的重点是"早发现"，而没有"预防"这一概念。但是如果我们能知道肠道细菌在人体内产生哪些物质，这些物质又在益生菌的作用下发生何种变化，就能降低大肠癌的患病风险。不仅仅是大肠癌，通过这种方法能够降低所有来自肠道的疾病的患病风险。

第 5 章

这样就能"大便通"
——控制肠道环境的饮食

"设计"自己的大便

上一章介绍了肠道细菌研究的最前沿情况。

大肠是"万病之源",所以在预防医学的发展进程中大肠研究不可缺少。随着这项研究的发展,今后的体检将不再只是"便检",而是利用肠道细菌进行更全面检查。

但是借助大便的体检不能全交给医生、研究人员等专业人士。

当然运用分子生物学方法对大便进行检测是专家的工作,但在日常生活中我们也可以自己进行大便检测。通过观察大便的颜色、形状和臭味就能判断自己的健康状况。

本来大便就是自己"制造"的东西,所以自我关注尤为重要。意识到这是自己"制造"的东西,就不会对它的状态漠不关心了。

一旦发现自己的大便状态不正常,我们就要反省自己的生活,思考"制造"出这种大便的原因。所以请将大便看成是自己"设计"出来的东西。

那么"设计"出怎样的大便才算是合格的"设计师"呢?

服装、汽车、杂志封面的好坏一般由个人喜好决定,但理想的大便却只有一种。

无论是谁，如果排泄出此种大便，那就说明其肠道内的有益菌占优，肠道内正在进行发酵，来自于大肠的各种疾病的风险就会降低。

首先，每天排便非常重要。如果正常饮食，每天就会排便1～2次，两到三天才排便一次的便秘状态自然就算不上"好大便"。

其次，排便顺畅也是"好大便"的标准之一。如果大便坚硬，需要屏住呼吸、用尽全身力气才能排便，这说明大便中缺少水分。正如前文所述，正常大便中含水量为80%。如果大便中的水分能够达到这么多，排便时就不用花费很大力气。

用形象化的语言来说，如果大便像牙膏一样柔软，那么水分就达到了80%。如果像香蕉一样，则大约为70%的含水量。无论是比牙膏要柔软的大便还是比香蕉坚硬的大便，都不算健康的大便。如果呈泥状的话说明含水量达到了90%，这就是腹泻了。而便秘的人排出的大便则非常坚硬且短粗。

当然我们不可能用手去直接感受大便的柔软度。如果大便中含有合适的水分，那么大便在马桶中会浮起来，相反如果沉下去则说明大便中所含水分少，不太健康。这是个非常好的检测方法。

理想的排便量为每天 200 ~ 300 克，相当于 2 ~ 3 根香蕉的重量。

我们可以测测自己每天排出多少大便。当然这不是让你把大便放到秤上称，而是需要借助体重计。我们可以比较排便前后的体重大致算出大便重量。

但是，我们在上厕所时还会有小便，所以减少的重量不完全都是大便。正常情况下每次的小便量约为 300 克左右，所以如果排便后的体重比排便前减少了 500 克，那么其中的 200 克就可以看作是大便的重量。

用蔬菜和酸奶改善饮食结构

观察大便时最重要的是"颜色"和"臭味"。

黄褐色的大便最好，这说明肠道内的双歧杆菌数量多。如果喝了 500 克加入了双歧杆菌的酸奶后，第二天的大便颜色会比平常更黄。

大便臭味也不同。虽然大便没有不臭的，但双歧杆菌多的大便没有恶臭，仔细闻还会闻到发酵后的酸味。

相反有害菌多的大便会散发出腐败的臭味，进行"吃肉实验"时的我就是如此。有害菌越多，大便颜色也会越黑。

不过我可不只做"吃肉实验"时大便不健康。我身高 169 厘米，因为从年轻时就爱吃肉，所以到了 50 岁时体重达到 84 千克，是一个大胖子。

"再这样下去可不行"——意识到自己的健康危机后我检测了自己的大便——大便颜色发黑，散发出一种大家经常抱怨的"爸爸上过厕所后就不想进卫生间"的恶臭。分析肠道细菌的结果不出所料，果然有害菌占压倒性优势。

要想改善这种状况只能改变饮食结构。一位相熟的营养师对我说："你的情况，多吃以前你讨厌的食物就能改变你的饮食结构。"

原来如此。

于是我尽量少吃以前吃的多的食物，多吃以前不怎么吃的食物。——这是改善饮食结构最快的方法。

我讨厌的食物是什么呢？

那就是蔬菜和酸奶。

虽说讨厌可我还是积极地吃这些食物，并且尽量不吃肉。结果我的体重减少了 10 千克，有益菌重新在我的肠道内占领优势地位。每天喝大约 500 ~ 600 克酸奶，早上用搅拌机把香蕉和 200

克的豆浆、酸奶搅拌后食用。

因为酸奶中不含维生素和膳食纤维，所以我不仅是增加酸奶摄入量，而是尽量做到每天的饮食以蔬菜为中心。

饮食结构改变后我的大便量增加了，现在我的目标是每天排便量达到 400 克。

膳食纤维使大便软硬适中

我的"吃肉实验"证明，要想排出理想的大便，就必须大量摄入酸奶和膳食纤维。酸奶中的有益菌改善大便的"颜色"和"臭味"，膳食纤维则可以增加大便量。但膳食纤维的作用不仅如此，它还可以控制大便在肠道内的最佳停留时间。

大便在肠道内停留时间过长水分流失，大便会变硬，但停留时间过短则容易腹泻。大量食用膳食纤维能保证大便在肠道内停留最合适的时间，保证大便的水分适中。

所以"酸奶搭配红薯"就是最合适的菜谱。

红薯含有酸奶中没有的维生素、钙以及膳食纤维，而且红薯可以抑制钠离子的吸收，预防高血压。我曾在一档电视节目中比较过"只吃酸奶的人"和"吃酸奶和红薯的人"的大便，比较发现还是后者的大便量多，大便中所含双歧杆菌也更多。

说起红薯，我想起了以前分析过的巴布亚新几内亚高地居民的大便。

大约 80 年前（1932 年左右），有研究人员发现在巴布亚新几内亚有一群生活在海拔 2500 米的高地居民。他们的主食就是红薯。虽然红薯蛋白质含量低，但当地居民都拥有着媲美运动员的发达肌肉。为了解开这个秘密，我和大阪市立大学共同展开研究，着手分析巴布亚新几内亚高地居民的大便。

我们设法获取了当地居民的大便，存放在厌氧培养基中的大便历经 3 天时间到达了日本。当我将培养基从培养瓶中取出时闻到的气味终生难忘，这是一种类似于牛的瘤胃液的气味。

牛虽然只吃草，但是却有着发达的肌肉，而且还能挤出牛奶。这是因为牛的瘤胃中的瘤胃菌含有可以分解纤维的酶。这样青草中的膳食纤维得到了分解，瘤胃菌也能够不断繁殖。瘤胃菌被瘤胃中的原虫吃掉，游离的菌体氨基酸则被牛的网胃、瓣胃、真胃吸收，成为牛的蛋白质来源。

巴布亚新几内亚的高地居民和牛的情况相似。他们肠道内的一部分细菌利用氮气和氨气繁殖，繁殖时产生的菌体内游离氨基酸被大肠吸收，成为蛋白质来源。

这表明肠道细菌还有很多未知的功能，即使只吃红薯，也能借助肠道细菌的帮助使人类获取充分的蛋白质。

这种情况不仅出现在巴布亚新几内亚。我曾经检测过一位 10 年间每天只喝 600 毫升青汁[1] 的女性的大便。这位女性的大便中的肠道细菌也不同于普通人。她的大便中都是培育困难的超厌氧菌，这些细菌巧妙利用氨气合成了蛋白质。

当然我不是说只吃红薯或者只喝青汁，肠道细菌就能迅速生成蛋白质。但是考虑到现在地球因人口增加所面临的粮食压力，这是一个非常有意义的研究课题。肠道细菌或许可以改变人类未来。

日本传统食物中富含膳食纤维

让我们把话题再回到食物纤维上来。除了红薯还有很多食物也富含膳食纤维。

● 薯类　红薯　日本薯蓣　芋头

1　日本市场上，用绿叶蔬菜制成蔬菜汁。——译者注

- 豆类　大豆　豆渣　毛豆　红豆　大豆粉

- 谷类　玄米　稗子　小米等杂粮

- 蔬菜　南瓜　胡萝卜　牛蒡　萝卜　藕

- 菌类　香菇　口蘑　金针菇

- 海藻类　羊栖菜　裙带菜　海带　海木耳

- 干货　干香菇　木耳　萝卜干　葫芦干

- 坚果类　杏仁　腰果　花生　核桃

- 水果　苹果　香蕉　柿子　葡萄

日本传统料理中使用的食材非常多，但随着日本人饮食的欧美化，日常饮食中的食材种类和数量大幅减少。其实回归传统的饮食结构才是我们获得理想大便的捷径。

前面列举的这些食物中，让我最惊叹于其功效的就是海木耳。有次我吃完加了很多海木耳的两人份乌冬面后，轻松排出两条像蟒蛇一样的大便。

这是我做大便研究以来第一次排出这么多大便，特别激动的我甚至还拍了照片。（很遗憾不能向读者们展示这张照片，不过也请大家以排出想拍照留念的大便为奋斗目标吧。）

重新认识传统发酵食品

可以增加肠道内有益菌数量的食物不止酸奶，日本传统食物中也有很多发酵食品。比如腌菜，尤其是米糠腌菜。腌制米糠腌菜时会发生乳酸发酵，受乳酸发酵过程的影响，酵母中会带有大量乳酸菌。不过如果在吃之前将米糠洗干净，乳酸菌就会被洗掉，所以吃米糠腌菜时最好不要把米糠洗掉。腌白菜，腌蔓菁吃的时候都不用冲洗，所以这两种腌菜能更好地帮助我们吸收乳酸菌。

纳豆也是一种传统的发酵食品。虽然现在我们还没有完全弄清楚纳豆菌的作用原理，但是在吃完纳豆 2～3 天后，纳豆就会以"芽孢"的形式留在肠道内，帮助改善肠道环境。

煮过的豆子发酵制成纳豆后，其含有的维生素 B_2 是普通大豆的 6 倍，纳豆中还富含维生素 B_6。此外，纳豆中含有的纳豆激酶能够溶解血栓，纳豆菌自身可以抑制"血管紧张素转换酶素"的活动防止血压上升，所以食用纳豆可以大大降低患生活习惯病的风险。纳豆菌产生的维生素 K 能够促进钙的吸收，有效预防骨质疏松。

大豆发酵后的食物不止纳豆，味噌、酱油都是大豆发酵后的食物。

大豆发酵过程中产生的细菌是"嗜盐乳酸菌"。在制作味增时活跃的有益菌是片球菌。

腌菜、味噌、酱油这些食品中的盐分含量较大，所以不能摄入过多，但在日常生活中适当食用这些食物可以增加肠道内有益菌的数量。要改变欧美式的饮食结构就需要多多摄入这些发酵食品。

当然我们吃东西的目的并不是"排出好大便"，所以应该全面均衡的摄入各种营养。虽然红薯、海木耳有利于排便，但也不能只吃这两种食物。

不过大便可以帮助我们判断饮食结构是否平衡。

如果大便的颜色、臭味、量出了问题，我们就应该反省"最近蔬菜是不是吃少了""是不是肉吃多了"，然后调整饮食。虽然我们倡导要多吃富含有益菌和膳食纤维的食物，但并不是让大家只吃一种食物。

健康热潮的陷阱

现在经常能听到"这个有益健康""吃了这个就能变年轻"等广告宣传词，很多人对这些东西趋之若鹜。

也许这些广告词能为电视台创收，或者提高杂志销售量，所以媒体掀起了一股又一股的健康热潮，很多观众对这些广告深信不疑。电视上说"纳豆减肥"，于是超市里的纳豆马上脱销；听到有人说"可可防癌"，所有人都一窝蜂地去买可可。这种现象在现实生活中屡见不鲜。

但是，仅靠某一种食物或者饮品根本不可能减肥或者预防疾病。如果盲目听信这些广告宣传，打乱饮食结构反而有害健康。

而且有些东西虽然宣传对健康有益，但实际对身体有害。

比如过去的一款人气健康食品——β胡萝卜素。β胡萝卜素是一种根据身体需要合成维生素 A 的前维生素 A，20 世纪 80 年代因其抗氧化作用（预防细胞和基因受伤害）可以预防动脉硬化和生活习惯病而备受瞩目。

但是近年来有研究指出，通过吃营养保健品补充 β 胡萝卜素可能存在风险。芬兰和美国曾做过一次大规模的流行病学调查，让吸烟者补充 β 胡萝卜素，令人吃惊的是，补充 β 胡萝卜素的人群的肺癌发病率和死亡率都大大高于没有补充 β 胡萝卜素的人群。

当然如果只从蔬菜和水果中补充 β 胡萝卜素不用担心这种副作用，但是如果将 β 胡萝卜素当营养品过度补充就可能对身体产生负面影响。这就是解释过犹不及的最好的例子吧。

不可信的"牛奶有害说"

民间不仅流行"这个对身体好"的健康学说，"这个对身体不好"的说法也会迅速传播。

比如数年前，一位日本医生写过一本关于"牛奶有害说"的书，一时成为热议的话题。书中说牛奶和酸奶等奶制品会伤害"肠相"，导致引发骨质疏松。一直主张"酸奶改善肠道环境"的我无法接受这种理论。

牛奶等奶制品真的对人类有害吗？

那本书成了畅销书后，很多人受书中理论影响从此不喝牛奶或其他奶制品。我还听见有人说"现在还喝酸奶，你也太落伍了吧"。

人类从很早之前就依靠牛羊奶生存。人类都已经走过漫长的历史了，怎么能说牛奶对人体有害呢？

这位医生认为"只有人类喝其他动物的奶"，并将其作为牛奶"有害说"的依据之一。但是这是因为人类有饲养家畜的文化，所以喝其他动物的奶不是理所当然吗？

而且所有动物都靠吃其他生物维持生命，喝其他动物的奶也没有什么不正常的地方。我们不也经常在新闻里看到在动物园里饲养员让狗给狮子或者老虎的幼崽喂奶的消息吗？

所有家畜的奶中，最有营养的无疑就是牛奶。牛奶和磨碎后的沙丁鱼营养价值相同，牛奶无疑是最适合补钙的食品。

而且牛奶和牛肉（去除水分后的干燥重量）的能量基本相同。牛奶中所含蛋白质是牛肉的一半。

没有数据能证明牛奶对身体不好。所以日本国内的科学家和乳业集团都公开要求这位医生提供科学根据。

但是这位医生没有给出任何回答。这种毫无根据的养生书竟然成为畅销书，误导消费者放弃牛奶这么珍贵的营养来源真的可悲可叹。

除了"牛奶有害说"，还有很多奇奇怪怪的养生观点都是"个人经验主义"。

生了某种病的病人吃了某种食物后恢复健康，或者不吃什么某种食物后症状改善——这些对于某个个体也许是事实。所以介绍癌症的民间疗法的书中，这种"经验谈"占了很大篇幅。

我们并不能否认存在不喝牛奶后身体变好的例子，比如腹泻的人群最好不要喝牛奶。

但是这些都仅仅是个人经验，不代表所有人都可以照搬。将个人经验推广成普遍真理，就有点类似于"我吃鸡蛋过敏，所以鸡蛋对人类身体有害"。

而且，即使有停止进食牛奶和奶制品后疾病好转的例子，那也只是暂时的治疗手段。在恢复健康后还是可以继续喝牛奶。

总之，将个别事例看成"任何时候在任何人身上都有效"非常奇怪。

当然，在这本书中我也介绍了自己的亲身经历。比如我摄入了酸奶和蔬菜后就排出了好大便。

但是这一切都以我近 40 年的调查研究为根据，科学已经证明酸奶确实有益于肠道环境的改善。我希望民众不要被"牛奶有害说"影响，而是要摄入更多的乳酸菌饮品和食物纤维，以排出好大便。

没有"排便力量"就不会"顺畅"

至此我介绍了很多排出理想的大便的饮食方法。

但是有了大便的原材料并不一定就会"顺畅"。每次我排便顺畅时，心情也会很舒畅。要想有这种心情不仅需要"制造"大便，还要有"排便力量"。

但是现在很多人的"排便力量"都很小。

便意与精神状态有很大关系，所以压力大的很多人只在自家卫生间等固定场所排便。还有人一去书店就有便意，这也是因为在喜欢的环境中精神会得到充分放松。

但即使是有固定排便场所的人，如果工作繁忙，他们也难以每次都去这个地方。由此就会导致在上学或上班前如果没来得及去厕所，就会憋到晚上才排便，这就容易造成便秘。

据说在 17 世纪的法国，只要有了尿意或便意，路旁、宫殿、剧场都能当厕所。因为整个社会不认为排泄是一种令人羞耻的行为，所以法国国民不会忍受尿意或便意。

到了 18 世纪，人们逐渐意识到在人前排泄是一件羞耻的事，所以贵妇们在外出时都会带着尿瓶，大便也都在自家排泄完再出门。这种社会习惯使女性为了避免外出时产生便意，在出席舞会或者看戏剧前不吃饭，以保证自己即使产生便意也能忍住。这成了"便秘"的开始。

我在前文也写过，让人产生便意的肠道蠕动运动一天内只发生1～2次。从食道到胃、肠的消化系统有自己独立的神经系统，和大脑是独立工作的。如果不这样，我们睡觉时肠道的活动就会停止，肠胃就不能吸收食物了。不论我们在思考什么（或者什么都不思考），肠道都在完成自己的工作。所以肠道也被称为"第二大脑"。

如果肠道按照主人"忍住"的指示停止活动，那么它的工作节奏就会紊乱。如果总是无视自然的便意忍住不上厕所的话，就有可能造成习惯性便秘。

锻炼腹肌和髂腰肌

"排便力量"还受肌肉控制。刺激肠道将大便送出肠道的肠道蠕动是自发的运动，但最终将大便排出时需要腹肌和髂腰肌力量。（髂腰肌是连接腰椎和大腿骨的肌肉群的总称，主要控制髂关节活动。)

但是现代人缺乏运动导致这两处肌肉功能减退。如果饮食中含大量膳食纤维，那么你可能不需要费多大力就能轻松排便，但这不意味着完全不需要这两部分肌肉了，因为一点儿力气都不需要的排便就成了"失禁"。

有好大便也需要力气排出，饮食中膳食纤维少的人就更需要力气排便了。但是有些"力气小"的人稍微用点力还排不出来就会放弃，好不容易产生的便意就这么憋回去了。这样下次就不容易产生便意，由此开始出现便秘，大便越来越硬，长此以往就陷入了恶性循环。

我接触到的便秘患者无一例外都是不爱运动的人。当然大家不用练出几块腹肌，但是至少应该让自己的腹部肌肉能够帮助自己顺利排出大便。

首先就要从"多走路"开始。对于平时不运动的人来说，走路就可以强化腹肌。我在体重达到84千克后每天走1万~1.5万步。如果想进一步锻炼腰部周围肌肉的话，我推荐2008年株式会社养乐多本社西日本分公司设计的"肠道体操"。这套体操充分锻炼肠道和骨盆之间的髂腰肌等肌肉，平日不运动的人也能轻松完成。特别是这套体操中的坐式操可以坐在椅子上完成，特别适合日常运动。

"大便管理士"制度

前文提到的"肠道体操"由养乐多公司研发，其实从 20 世纪 30 年代起，养乐多公司就注意到益生菌的功效，并不断开发各种优质乳酸菌饮料，可以说养乐多公司一直致力于改善人类的肠道环境。

例如日本松山养乐多销售株式会社数年前就建立了"大便管理士"制度。大便是来自肠道的"书信"，所以掌握了大便相关知识的销售人员在销售产品时要向顾客介绍健康知识，宣传肠道环境的重要性。

在本书的序章中我就曾说过大便是"脏""臭"的代名词，所以一般不会出现在日常对话中。即使自己的大便出了问题，大部分人也不会和别人提起这个话题。

但是大便检测是健康管理的起点，如果我们把大便当成话题禁忌，那么健康意识就难以提高。在名片上写上"大便管理士"（旁边还画着香蕉图案），并与顾客讨论这个问题的"大便管理士"制度就是为了打破这个禁忌，意义重大。这项制度会帮助民众意识到大便在健康管理、疾病预防方面的作用。

　　要想取得"大便管理士"资格，还需要通过资格考试。接受45分钟培训后要回答一张50个问题的试卷（考试时间30分钟），正确率达到70%以上才算合格。现在这项制度已经成为新进销售人员的一个培训环节，新员工在2周的研修期间必须通过这项资格考试。

　　这项制度开始之初，很多销售人员对和顾客讨论大便都有一种抵触情绪。但是一旦递上"大便管理士"的名片后，顾客就会问"这是干什么的""为什么画了香蕉"，于是销售人员必须硬着头皮开始大便的话题。

　　"因为好大便的形状和硬度都和香蕉很相似，颜色也发黄。"

　　听到这个回答后，很多顾客不仅不会有厌恶的情绪，反而提起了兴趣，"是吗？真有趣。""可是我的大便不是这样的。"虽然平时我们不和别人聊大便，但其实每个人都很关注它。

　　顾客如果对这个话题感兴趣就会耐心地听管理士讲解肠道环境与大便的关系、有益菌和有害菌等这本书中提到的各种话题。平时普通人一说起"大便的烦恼"就会想起"便秘"，但是听了管理士的讲解，顾客就会知道即使每日排便，也要关心大便的"颜色"和"臭味"，自然也就养成每天检查大便的习惯。

只是大便，却又不只是大便

希望各位不要误解，我介绍了这么多养乐多的事情，其实并不是在帮养乐多做企业宣传。我希望的是，有一天这项制度不再显得特别。为了每个人的健康，我希望大家都能成为"大便管理士"。

阅读完本书的各位朋友们，你们所掌握的大便知识已经达到松山养乐多销售株式会社的"大便管理士"水平了。下次去厕所排便时你就可以检查自己的大便了。

但读完书后，如果只有你自己调整了饮食习惯就太可惜了，希望你能将这本书中的知识告诉家人、朋友、同事。当然，我们不能印一张"大便管理士"的名片，所以交流这类内容不太容易，但没有人不关心自己的健康，如果你大大方方地聊起这个话题，别人肯定会感兴趣的。

序章中我曾说到过，像我这种整天和大便打交道的人最初都不好意思和记者聊大便的话题，但是只要习惯就好，你周围的人慢慢也会自然而然地聊起大便。

如果未来所有人都能在日常会话中自然地聊起大便这个话题，那么这将大大有益我的肠道细菌研究。

大肠是"万病之源"，如果通过看大便就能知道自己患病的风险估计所有人都想了解这方面的知识吧，那我所提倡的利用大便体检的需求量就会上升。如果这个目标能实现，人们的饮食习惯将得到很大改善，在预防癌症和生活习惯病方面也将迈出重大一步。

在近 40 年的肠道细菌研究过程中，我从大便中学到了很多。

只是大便，却又不只是大便。

从大便中学到的知识是我的珍宝，所以我要向更多的人介绍大便的世界。除了和众多研究人员以及企业合作外，我还希望和阅读这本书的读者们一起走进更广阔的"大便通"的世界。